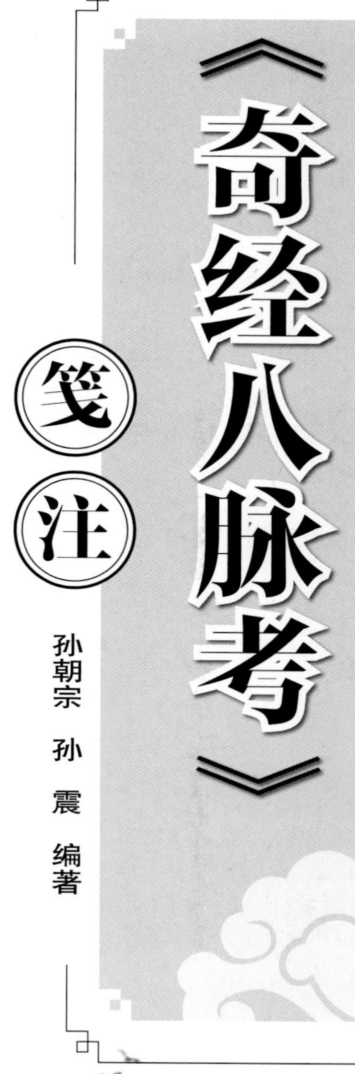

《奇经八脉考》笺注

孙朝宗 孙 震 编著

人民卫生出版社

图书在版编目（CIP）数据

《奇经八脉考》笺注 / 孙朝宗等编著．—北京：人民卫生出版社，2013.8
ISBN 978-7-117-17252-3

Ⅰ．①奇…　Ⅱ．①孙…　Ⅲ．①奇经八脉—研究
Ⅳ．① R224.1

中国版本图书馆 CIP 数据核字（2013）第 116797 号

《奇经八脉考》笺注

编　　著：孙朝宗　孙　震
出版发行：人民卫生出版社（中继线 010-59780011）
地　　址：北京市朝阳区潘家园南里 19 号
邮　　编：100021
E - mail：pmph @ pmph.com
购书热线：010-59787592　010-59787584　010-65264830
印　　刷：三河市尚艺印装有限公司
经　　销：新华书店
开　　本：710 × 1000　1/16　　**印张：**9　**插页：**2
字　　数：138 千字
版　　次：2013 年 8 月第 1 版　2022 年 10 月第 1 版第 9 次印刷
标准书号：ISBN 978-7-117-17252-3
定　　价：20.00 元
打击盗版举报电话：010-59787491　E-mail：WQ @ pmph.com
质量问题联系电话：010-59787234　E-mail：zhiliang @ pmph.com

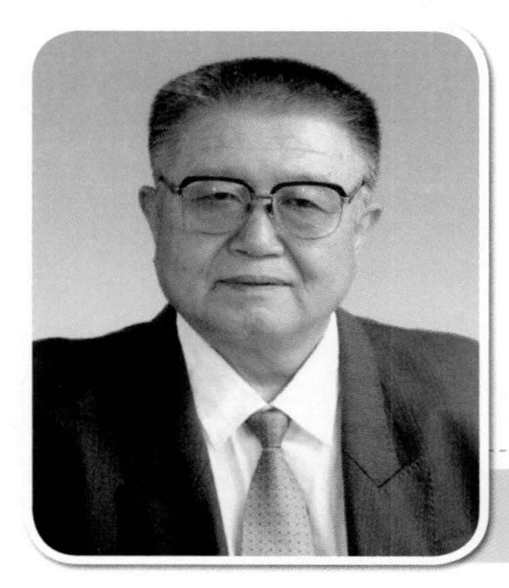

孙朝宗简介

孙朝宗，主任医师，山东著名老中医，山东中医药大学兼职教授，1937年8月出生于山东省德州市已相传4代的孙氏中医世家。毕业于山东中医学院中医学专业，先后在德州联合医院、德州地区干部疗养院、德州地区肿瘤医院、德州市中医院从事中医内科工作，其间，并代理德州卫校中医班、山东中医药大学德州中医大专班的教学工作，教学相长，学验俱丰，对奇经八脉理论的临床应用尤有深究。著有《孙鲁川医案》、《经方方法论》、《经方临证录》、《医林典故》、《孙朝宗临证试效方》、《奇经八脉证治发挥》、《古今奇经验案选编》等。

奇经，寒热之在表，而兼太阳证者，有汗当用桂枝，无汗当用麻黄。寒热在半表半里者，当用小柴胡汤治之。

凡寒痛、心痛，多属少阴、厥阴、任脉。兼少阴、任脉，与四逆汤，兼厥阴者，当归四逆汤，兼太阴者，理中汤主之。

按：奇经八脉，均寄附于十二经穴上，这说明奇经与正经十二经脉有着内在的密切联系，病理病机无不联属。所以我认为对于奇经的辨证，必与正经辨证融为一体，为治疗大法，可以体现出奇经八脉辨证的独特性。李时珍的这一解注，充分说明了这一问题的重要性。

⑥

《〈奇经八脉考〉笺注》原稿

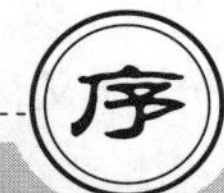

序

《奇经八脉考》是明代医药学家李时珍的重要著作之一，集中阐述了中医基础理论中的奇经八脉，旁征博引，论证翔实，为后代医家和养生家所赞赏。奇经八脉的理论对针灸、气功及内科、妇科疾病的辨证治疗，均起到了指导作用。奇经八脉是经络学说的重要组成部分，最早散见于《黄帝内经》，后在《难经》中作了集中的阐述，再后来有《明堂孔穴》(原书已佚，其内容多保存在晋代皇甫谧所著的《针灸甲乙经》中)，隋唐时期有杨上善的《黄帝内经明堂类成》、王冰的《素问》注、孙思邈的《千金方》、王焘的《外台秘要》，元代有滑伯仁的《十四经发挥》，论述均略而不详。李时珍有鉴于此，特作《奇经八脉考》一书，成为这方面的专著，使奇经八脉的理论大加发展起来。迨至盛清的医学家，如叶天士、王孟英、尤在泾、武之望、傅青主、唐容川等，在内科、妇科的辨证用药方面又多有发挥，均是受本书的积极影响。还有沈金鳌《沈氏尊生书》卷十一专论奇经八脉的辨证论治，并附有方剂五六十首。严西亭的《得配本草》又专设了“奇经药考”，又使奇经八脉的辨证治疗更加丰富起来。如果把奇经八脉说成一个经络学说的单独系统，那么，它是由冲脉、任脉、督脉、带脉、阴维脉、阳维脉、阴跷脉、阳跷脉所组成，它不拘于十二经脉，无表里配属关系，内不连属脏腑，也不配属支干，作用上各经有异，但总的来说，它有溢蓄正经脉气的调节作用。李时珍说：“正经之脉隆盛，则溢于奇经。故秦越人比之天雨降下，沟渠溢满，雱霈妄行，流于湖泽。”比喻十二经犹如江河干道，而奇经则是调节流量的湖泊。

对于八脉，如分而论之，督脉为阳脉之海，又云“为阳脉之都纲”，其功能，一是统摄全身阳气，二是维系人身元气，十二经脉中的手足三阳均会于督脉，有调整和振奋全身阳气的重要作用。因督脉由下向上，贯脊属肾，别络又从上向下，循膂络肾。如督脉不和，“实则脊强，虚则头重”，脊强是经气受阻，头重是清阳不升。同时又因督脉络脑，如风气侵之，易成脑风。督脉之别络由少腹上循，故能产生腹气上冲之冲疝、癃、痔、遗尿、女子不孕等证。

任脉为阴脉之海，三阴经、阴维脉、冲脉均会于任脉，有总调人身阴气的功能。张洁古以为“任者妊也，为阴脉之妊养”。《脉经》以任脉为病，“动苦少腹绕脐下引横骨、阴中切痛”，“苦腹中有气如指，上抢心，不得俯仰拘急”，等等症状。它在内科及妇科的疾病中，占有很重要的部分。

冲脉为“十二经脉之海”，又为“血海”，一则上行“渗诸阳”、下行“渗诸阴”，能含蓄经脉脏腑的气血。冲脉下起于少阴，上络于阳明，得先后二天之真气，故成为经脉之海，所谓太冲脉盛，月经以时而下。如冲任失调则易发生女子不孕、漏胎等证。这是因为冲为血海，关系到妇女月经、胎产之病。冲又与足阳明合于宗筋，又有束骨、利关节的功能。至于“逆气而里急”、“少腹痛上抢心”等，都是因冲脉循少腹上行的缘故。

带脉环身一周，络腰而过，有如束带，总束诸脉不使妄行。如带脉不和，则见“腹满，腰溶溶如坐水中”。月经不调，赤白带下，亦与带脉相关。张子和云：“诸经上下往来，遗热于带脉之间，客热郁抑，白物满溢，随溲而下，绵绵不绝。”李濒湖引杨氏之说：“妇人恶露，随带脉而下，故谓之带下。”《素问》谓：阳明与冲脉皆属于带脉，故“阳明虚则宗筋纵，带脉不引，故足痿不用”。《脉经》又有“诊得带脉，左右绕脐腹腰脊痛，冲阴股也”等的叙述。

阴跷脉与阳跷脉都起于足跟部，与足的健步行走有关，故以跷字名之。杨玄操《难经》注云：“跷，捷疾也，言此脉是人行走之机要，动足之所由”。这是对于跷的解释。跷的功能，概而述之，既表现于足的行动，又表现在眼目的开合，实际上关系着脑的清醒与睡眠。阳跷从足外踝上行，循背上风池；阴跷从内踝上达咽喉部，两跷均上会于目。故《黄帝内经》云“气并相还则为濡目，气不荣则目不合。”又谓：“阳气盛则瞋目，阴气盛则瞑目。”《难经》云：“阳跷为病，阴缓而阳急；阴跷为病，阳缓而阴急。”是说当病者急，不病者缓。这个缓急现象多见于“癫痫、瘈疭”。因癫痫、

瘈疭的举发，都会发生抽搐，筋脉牵引。阳跷发于足太阳，故阳跷为病，动苦腰背痛，身强直。阴跷发于足少阴，故病多少腹痛，腰髋连阴中痛，男子阴疝，女子漏下等证。

阴维脉、阳维脉：阳维维于阳，阴维维于阴。阳维关乎卫阳，阴维关乎营阴。二维相从，则维护了表里营卫的和谐。二维为诸脉之纲维。阳维起于诸阳之会与手足三阳相维，与太阳、少阳关系密切；太阳主表，少阳主半表半里，若二经脉气不和，就会出现“阳维为病苦寒热。”阴维脉交三阴而行，与任脉同归。脘腹痛多与太阴、少阴、厥阴气逆有关，挟任脉之气上冲，故“阴维为病苦心痛”。有关胁下实、腰痛、阴中痛等证，都关乎阴维之为病。

以上则简述了八脉的大略。

《奇经八脉考》一书概述了八脉的循行、八脉的功能以及八脉的治疗，形成了以奇经八脉为辨证论治的雏形。但本书涉及《黄帝内经》、《难经》、《针灸甲乙经》及《脉经》等内容，所描述的奇经病证的临床表现又极为复杂，给辨证论治造成极大难度，令人有望文生叹之感。王罗珍、李鼎《〈奇经八脉考〉校注》为我们起到一个很好的引导作用。我们所编之《〈奇经八脉考〉笺注》即在《奇经八脉考》原文之下，一一作了笺注，初衷是想为研习《奇经八脉考》者提供捷径，对读者有所裨益。又必须说明的是，书中李时珍的注解不亚于历代先贤，所以本书又将李时珍的注说用黑体字表示，并加以笺注。

由于个人能力有限，本书一定会有疏漏和不足的地方，谨就正于同道，望不吝指教，以便不断修正与提高。

作者　于德州

2011 年 6 月 25 日

目录

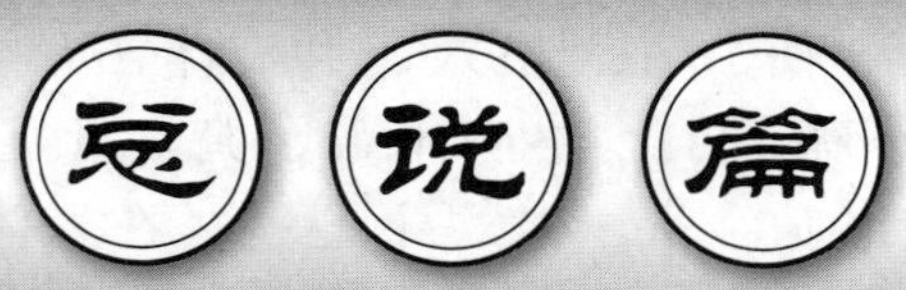

奇经八脉总说

凡人一身，有经脉、络脉，直行曰经，旁支为络。经凡十二，手之三阴三阳，足之三阴三阳。

【笺注】《灵枢·脉度》曰："经脉为里，支而横者为络。"指出了人身之内有经有络。经的原意指纵脉、直行；络的原意指横行之脉。经脉是经络的主干，多行于人身之深里之部；络脉即其经脉的分支，多散布于人身之皮肤浅部。手三阴指手太阴、手少阴、手厥阴，左右两侧共六条；手三阳指手太阳、手少阳、手阳明，左右两侧共六条。足三阴指足太阴、足少阴、足厥阴，左右两侧共六条；足之三阳指足太阳、足少阳、足阳明，左右两侧共六条。

手三阴：
- 手太阴——肺经
- 手少阴——心经
- 手厥阴——心包经

手三阳：
- 手太阳——小肠经
- 手少阳——三焦经
- 手阳明——大肠经

足三阴：
- 足太阴——脾经
- 足少阴——肾经
- 足厥阴——肝经

足三阳：
- 足太阳——膀胱经
- 足少阳——胆经
- 足阳明——胃经

络凡十五，乃十二经各有一别络，而脾又有一大络，共任、督二络为十五络也；共二十七气，相随上下，如泉之流，如日月之行，不得休息。故阴脉营于五脏，阳脉营于六腑，阴阳相贯，如环无端，莫知其纪，络而复始。其流溢之气，入于奇经转相灌溉，内温脏腑，外濡腠理。奇经凡八脉，不拘制于十二正经，无表里配偶，故谓之奇。

【笺注】 人身有十五络穴，其中十二经各有一络穴，脾又有一大的络穴，加任、督之络穴，共有十五络穴。《灵枢·九针十二原》曰：“经脉十二，络脉十五，凡二十七气……”这十二经之脉气与十五络脉之气，共二十七气，在人体内如泉之流而不止，如日月之行而不休。六阴经脉荣营于五脏，六阳经脉荣营于六腑，阴脉、阳脉相互贯通，如环无端，终而复始，莫知其头绪也。这十二经气血充实，而流溢于奇经，溢蓄之气，又转相灌溉，内可温煦五脏六腑，外可濡润体之腠理。奇经共有八脉，即阴维脉、阳维脉、阴跷脉、阳跷脉、任脉、督脉、冲脉、带脉。奇经即“别道而行”，其经之行与功能，也就不同于十二正经。杨玄操谓：“奇，异也，此之八脉与十二经不相拘制，别道而行，与正经有异，故曰奇经也。”它无配属关系，又不固定络属何脏何腑，不随十二经循环。其功能主调盈虚。正经犹如江河，奇经犹如湖泽，江河水满，则溢入湖泽，故湖泽有含蓄水量和调节江河之水的过多或过少的作用。所以奇经八脉能够维系和调节十二经气血，含蓄人身精血和阴阳真气，灌溉于体内组织，起着内温脏腑、外濡腠理的作用。

十二（四）经脉与十五络脉穴图

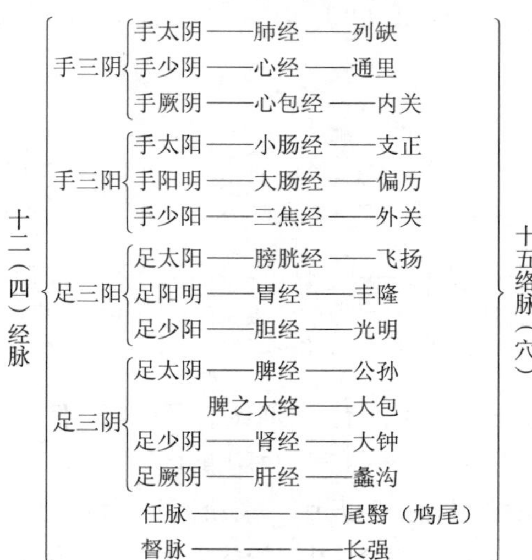

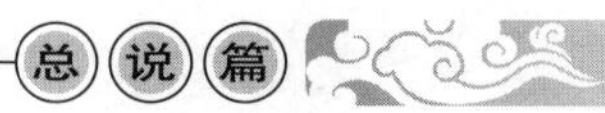

盖正经犹夫沟渠，奇经犹夫湖泽，正经之脉隆盛，则溢于奇经。故秦越人比之天雨降下，沟渠溢满，雾霈妄行，流于湖泽，此发《灵》、《素》未发之秘旨也。八脉散在群书者，略而不悉。医不知此，罔探病机；仙不知此，难安炉鼎。时珍不敏，参考诸说，萃集于左，以备学仙、医者筌蹄之用云。

【笺注】 秦越人即相传之扁鹊，著有《难经》，于《难经·二十八难》谓："比于圣人图设沟渠，沟渠满溢，流入深湖，故圣人不能拘通也。"奇经和十二经在生理功能的区别，就譬如圣人设计了沟渠通畅水流，当沟渠里水量盛满充溢时，就会流入深湖之中，这是自然趋势，故圣人不能阻止水的满溢旁通，而在人体经脉中的脉气到了丰盛之时，也就会流入奇经八脉，不循经脉的通路环运周转。所以十二经脉不能阻止丰盛的脉气外流，等于是不能阻止沟渠满溢的水，流入深湖一样。《难经》此说为《黄帝内经》未有所载。因而说这是发《灵枢》及《素问》所未发明的秘旨了。八脉散在于群书，多略而不详，医者不懂得这奇经八脉的道理，怎么能够探讨出人身之病的病机呢。仙为道家术语，指当时的修炼以求长生的人，不懂得这奇经八脉的道理，也就难以安定炉鼎了。炉鼎实指当时炼丹家的用具，此处可借指丹田。

八　脉

奇经八脉者：阴维也、阳维也、阴跷也、阳跷也、冲也、任也、督也、带也。阳维起于诸阳之会，由外踝而上行于卫分；阴维起于诸阴之交，由内踝而上行于营分，所以为一身之纲维也。

【笺注】 阳维起于诸阳会，是指阳维与各阳经交会于头及肩部的各个穴位。阴维起于诸阴之交，是指阴维交会于腹部的各个穴位。阴维与阳维为共同卫护营卫之气的总纲。故云"为一身之纲维也"。

阳跷起于跟中，循外踝上行于身之左右；阴跷起于跟中，循内踝上行于身之左右，所以使机关之跷捷也。

【笺注】 阳跷脉起于跟中，循外踝上行而入风池；阴跷脉起于跟中，循内踝上行，至咽喉，交贯冲脉。杨玄操注云："跷，捷疾也，言此脉是人行走之机要，动足之所由，故曰跷焉。"

督脉起于会阴，循背而行于身之后，为阳脉之总督，故曰阳脉之海；任脉起于会阴，循腹而行于身之前，为阴脉之承任，故曰阴脉之海；冲脉起于会阴，夹脐而行，直冲于上，为诸脉之冲要，故曰十二经脉之海。

【笺注】 督脉为诸阳经之总督，是指诸阳经脉皆会于督脉，又称"阳脉之海"。任脉为诸阴经汇集之处，有总担任之职，又称"阴脉之海"。冲脉为奇经八脉之一，为精血所聚之处，能调节十二经气血，所以为"十二经之海"。《类经》卷九说："血海者，言受纳诸经之灌注，精血于此而蓄藏也"。

带脉则横围于腰，状如束带，所以总约诸脉者也。是故阳维主一身之表，阴维主一身之里，以乾坤言也。阳跷主一身左右之阳，阴跷主一身左右之阴，以东西言也。督主身后之阳，任、冲主身前之阴，以南北言也。带脉横束诸脉，以六合言也。是故医而知乎八脉，则十二经、十五络之大旨得矣。仙而知乎八脉，则龙虎升降、玄牝幽微之窍妙得矣。

【笺注】 奇经七脉皆上下行而络属于带，所以带脉如束带一样可以约束诸经脉。带脉起于章门穴，绕腰腹一周，约束诸经，称为六合，曰上下四方也。阳维主表，阴维主里，以乾坤言；阳跷主一身左右之阳，阴跷主一身左右之阴，以东西言；督脉主身后之阳，任、冲主身前之阴，以南北言。带脉约束诸经，以上下四方言。医者知此，则十二经、十五络之功能，也就得知了。修行者知道八脉的道理，也就知道了修炼的诀窍了。关于龙升虎降，邱处机等的《颐身集内功图说》云："舌为赤龙，口液升起为龙，口液咽下汩汩响，气降为虎。"《导引歌诀》云："平明睡起端坐，凝神息虑，舌舐上腭，闭口调息，津液自升满口，以意咽下，久行之，则五脏之火不炎，四肢之气流畅，诸疾不生，久除后患，老而不衰。"

十二经脉与奇经八脉交会总图

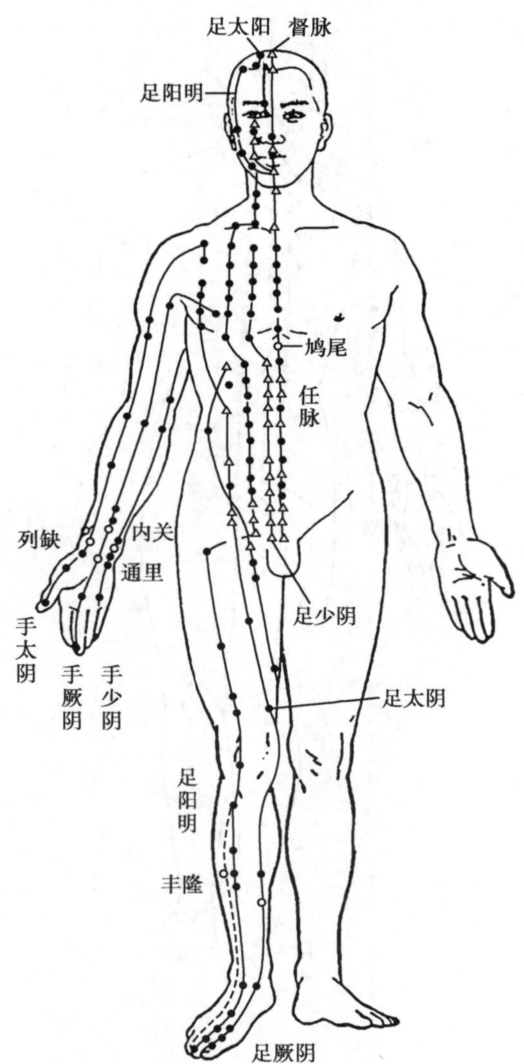

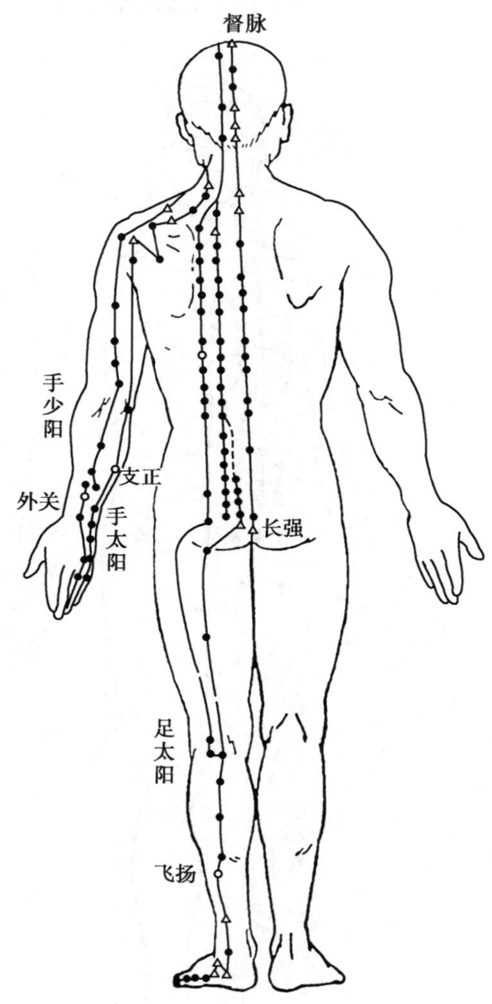
督脉
手
少
阳
支正
外关
手
太
阳
长强
足
太
阳
飞扬

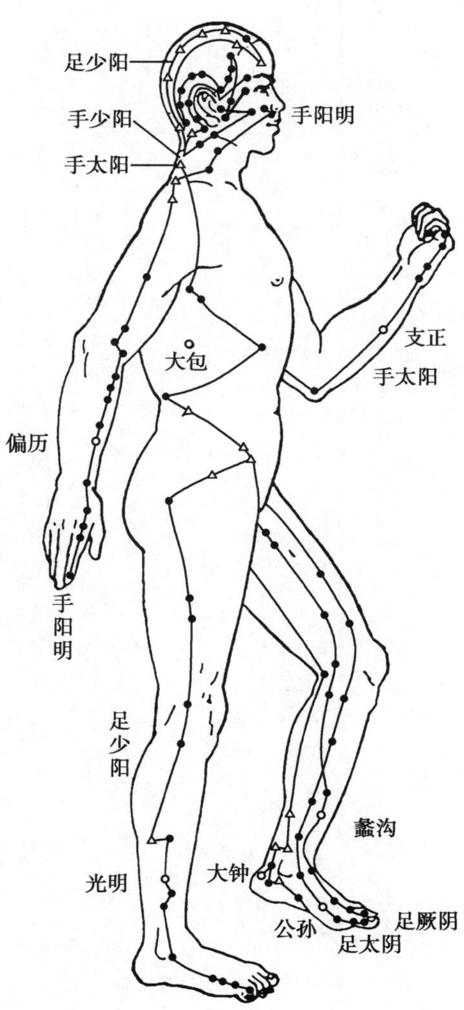

足少阳
手少阳
手太阳
手阳明
支正
手太阳
大包
偏历
手阳明
足少阳
蠡沟
光明
大钟
公孙
足厥阴
足太阴

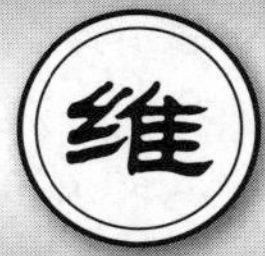
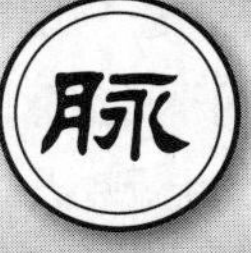
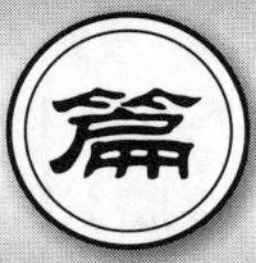

维脉篇

阴维脉

阴维起于诸阴之交，其脉发于足少阴筑宾穴，为阴维之郄，在内踝上五寸腨肉分中。上循股内廉，上行入小腹，会足太阴、厥阴、少阴、阳明于腑舍（在腹结下三寸，去腹中行四寸半）。上会足太阴于大横、腹哀（大横在腹哀下三寸五分。腹哀在日月下一寸五分。并去腹中行四寸半）。循胁肋会足厥阴于期门（直乳下一寸半）。上胸膈挟咽，与任脉会于天突、廉泉，上至顶前而终（天突在结喉下四寸半宛宛中。廉泉在结喉上二寸中央是穴）。凡一十四穴。

【笺注】 阴维开头云：阴维起于诸阴之交。何为诸阴之交，这个三阴交，并非杨上善说的三阴交穴，而是指腹部各个交会穴。滑伯仁指出："阴维之郄筑宾，与足太阴会于腹哀、大横，又与足太阴、厥阴会于府舍、期门，又与任脉会于天突、廉泉，此乃阴维起于诸阴之交也。

阴维脉交会穴图

廉泉——任脉会
天突——任脉会
期门——足厥阴、太阴会
腹哀——足太阴会
大横——足太阴会
府舍——足太阴、厥阴会
筑宾——足少阴会
↑　　　↑
阴维——交会

阳维脉

阳维起于诸阳之会，其脉发于足太阳金门穴，在足外踝下一寸五分。上外踝七寸会足少阳于阳交，为阳维之郄（在外踝上七寸，斜属二阳之间）。循膝外廉，上髀厌，抵少腹侧，会足少阳于居髎（在章门下八寸，监骨上陷中）。循胁肋，斜上肘上，会手阳明、手足太阳于臂臑（在肘上七寸，两筋罅陷中，肩髃下一寸）。过肩前，与手少阳会于臑会、天髎（臑会在肩前廉，去肩端三寸宛宛中。天髎在缺盆中，上毖骨际，陷中央）。却会手足少阳、足阳明于肩井（在肩上陷中，缺盆上大骨前一寸五分）。入肩后，会手太阳、阳跷于臑腧（在肩后大骨下胛上廉陷中）。上循耳后，会手足少阳于风池（在耳后发际陷中）。上脑空（承灵后一寸半。夹玉枕骨下陷中）、承灵（正营后一寸半）、正营（目窗后一寸）、目窗（临泣后一寸）、临泣（在瞳人直上，入发际五分陷中）。下额与手足少阳、阳明，五脉会于阳白（眉上一寸，直瞳人相对）。循头，入耳，上至本神而止（本神直耳上入发际中）。凡三十二穴。

【笺注】 阳维开头云：阳维起于诸阳之会。何为诸阳之会，这里并不是指起于金门穴，而是指头部及肩部各个交会穴。滑伯仁指出：“阳维所发别于金门，以阳交为郄。与手足太阳及跷脉会于臑腧；与手足少阳会于天窌，及会肩井；与足少阳会于阳白，上本神、临泣、正营、脑空，下至风池；与督脉会于风府、哑门。此阳维起于诸阳之会也。”以上各穴除了金门为阳维别属，阳交为郄之外，其余各穴都在头部及肩部。张飞畴说：诸阳皆会于头，即指此意。阳维脉上交会诸穴，金门与足太阳会，阳交与手少阳会，居髎与足少阳会，臂臑与手阳明、手足太阳会，臑会与手少阳会，臑俞与手太阳、阳跷、手少阳会，天髎与手足少阳会，肩井与手少阳会，风池与手足少阳会，脑空与足少阳会，承灵与足少阳会，正营与足少阳会，目窗与足少阳会，临泣与足少阳、太阳会，阳白与足少阳会，本神与足少阳会。下至风池，与督脉会于风府、哑门。阳维脉联络了各阳经而通向督脉。

阳维脉交会穴图

本神——足少阳会
阳白——足少阳会
临泣——足少阳、太阳会
目窗——足少阳会
承灵——足少阳会
脑空——足少阳会
风池——手足少阳会
肩井——手少阳会
天髎——手足少阳会
臑俞——手太阳、阳跷、手少阳会
臂臑——手阳明、手足太阳会
居髎——足少阳会
阳交——足少阳会
金门——足太阳会
↑　　↑
阳维——交会

注：阴维起于诸阴之交后，联络各阴经通向任脉。
阳维起于诸阳之会后，联络各阳经通向督脉。

二维为病

越人曰：阳维、阴维者，维络于身，溢畜不能环流灌溉诸经者也。故阳维起于诸阳之会，阴维起于诸阴之交。

【笺注】 阳维脉和阴维脉的主要功能是维系联络一身表里的经脉。这二脉积畜、盈溢着气血，而不随二十经循环周流，而是把气血灌溉于各个经脉之中。故阳维发起于诸阳之会部，阴维发起于诸阴之交之地。文中之“会”与“交”意思则同。

阳维维于阳，阴维维于阴，阴阳不能自相维，则怅然失志，溶溶不能自收持。又曰：阳维为病苦寒热，阴维为病苦心痛。

【笺注】 阳维脉维系着人身属于阳性的经脉；阴维脉维系着人身属于阴性的经脉。阴维脉和阳维脉如果发生惵卑，而不能起到相互维系的作用，就会使人发生病变，感觉到精神恍恍惚惚，失去意志，体倦乏力，在动作上就不能由自己来控制。如果阳维脉独自发生病变，就会出现畏冷发热的证候。阴维脉单独发生病变，则易患这样那样的心痛症。

张洁古曰：卫为阳，主表，阳维受邪为病在表，故苦寒热；营为阴，主里，阴维受邪为病在里，故苦心痛。阴阳相维，则营卫和谐矣；营卫不谐，则怅然失志，不能自收持矣。何以知之？仲景云：病常自汗，是卫气不与营气和也，宜桂枝汤和之。又云：服桂枝汤，反烦不解，先刺风池、风府，却与桂枝汤。此二穴，乃阳维之会也，谓桂枝后，尚自汗发热恶寒，其脉寸浮尺弱而反烦，为病在阳维，故先针此二穴。仲景又云：脏无他病，时发热自汗出而不愈，此卫气不和也，桂枝汤主之。

【笺注】 张洁古即张元素，是金元时期的医学家。吕广："阳维主卫，阴维主荣。"又滑寿注说："阳维于诸阳而主卫，卫为气，气居表，故苦寒热；阴维于诸阴而主荣，荣为血，血属心，故苦心痛。"全面表现了二者之间的对比关系。张洁古等人，又就《伤寒论》的六经主方、主药进行了分析，认为阳维脉的方药有桂枝汤、麻黄汤等，阴维脉的方药有当归四逆汤、吴茱萸汤等，故后来《得配本草》一书，又将桂枝列作阳维之药，当归、白芍列作阴维之药。这一理论的应用，在后来的医家中也经常见到，如叶天士《临证指南医案》以及《王孟英医案》中均有体现。阴维与阳维二脉蓄积盈满着气血，维持着阴阳能够"自相维"，如果一旦发生异常，阴阳不能自相维，则表现为"阳维为病苦寒热，阴维为病苦心痛"的表证与里证。三阳俱属于表，与阳维的交会主要在头，故其见症以寒热与头痛为主，细而分之为太阳、阳明、少阳的不同证型。三阴又俱属里，与阴维的交会主要在腹部，故其见症以心腹痛为主，细而分之，为太阴心腹痛、少阴心腹痛、厥阴心腹痛等。洁古重复说："阴维为病苦心痛，治在三阴之交，太阴证则理中汤，少阴证则四逆汤，厥阴证则当归四逆汤、吴茱萸汤主之。"

李濒湖曰：阳维之脉，与手足三阳相维，而足太阳、少阳，则始终相联附者。寒热之证，惟二经有之，故阳维为病亦苦寒热。盖卫气昼行于阳，夜行于阴，阴虚则内热，阳虚则外寒，邪气在经，内与阴争而恶寒，外与阳争而发热。则寒热之在表而兼太阳证者，有汗当用桂枝，无汗当用麻黄；寒热之在半表半里而兼少阳证者，当用小柴胡汤加减治之。若夫营卫慄卑，而病寒热者，黄芪建中及八物汤之类主之。洁古独以桂枝一证属之阳维，似未扩充。至于阴维为病主心痛，洁古独以三阴温里之药治之，则寒中三阴者宜矣，而三阴热厥作痛，似未备矣。盖阴维之脉，虽交三阴而行，实与任

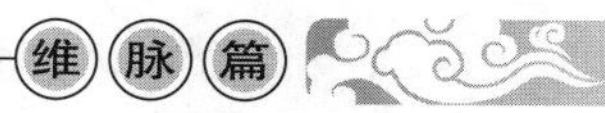

脉同归，故心痛多属少阴、厥阴、任脉之气上冲而然。暴痛无热，久痛无寒，按之少止者为虚，不可接近者为实。凡寒痛，兼少阴及任脉者，四逆汤；兼厥阴者，当归四逆汤；兼太阴者，理中汤主之。凡热痛，兼少阴及任脉者，金铃散、延胡索散；兼厥阴者，失笑散。兼太阴者，承气汤主之。若营血内伤，兼夫任、冲、手厥阴者，则宜四物汤、养营汤、妙香散之类。因病药之，如此则阴阳虚实，庶乎其不差矣。

【笺注】 奇经八脉，除任督二脉有专穴外，其他六条经脉没有专穴，而是均寄附于十二经穴之上。这也足以证明奇经八脉与六经十二经脉有着内在的紧密联系，病理病机无不联属，所以我们认为对于奇经八脉的辨证治疗，必须与六经辨证治疗融为一体，方可体现出奇经八脉辨证治疗的独特性。李濒湖的这一长段的注解，也就充分说明了这一问题的重要性。对于奇经八脉的用药又主要从疏通血络、暖煦胞宫、填精续髓、补肝益肾几个方面入手，大大地扩展了奇经八脉的治疗范围。如《临证指南医案》载："唐案，右后胁痛连腰胯，发必恶寒逆冷，暖护良久乃温……乃脉络之痹证，从阳维阴维论治。鹿角霜、小茴香、当归、川桂枝、沙苑、茯苓。此案：右后胁连腰胯，部位属阳维，治法主通阳以和络。其药物大多入肝肾二经，桂枝从足太阳以通阳气。"

王叔和《脉经》曰：寸口脉"从少阴斜至太阳，是阳维脉也，动苦肌肉痹痒。""皮肤痛，下部不仁，汗出而寒"。又"苦颠仆羊鸣，手足相引，甚者失音不能言，宜取客主人。"

【笺注】 寸口脉，从少阴斜至太阳，是阳维脉也。阳维主表，卫为阳。阳维受邪为病在表，其发病除主寒热之外，或苦肌肉痹痒，或皮肤痛，或下部不仁，汗出而畏寒。少阴及太阳之气，上注于阳维，其发病影响脑府，而又会出现癫仆、羊鸣、手足相引，甚则失音不语。宜取客主人。客主人一穴，又名上关，高式国云："本穴内通脑系，脑为全身之君主，既为君主之官，神明出焉，又以本穴傍近太阳之位，亦即天日之象也。更有以本穴穴位为太阳者，余则以为太阳为片，上关乃片中之点，又以其近于听会，故治证略同于听会"。《针灸大成》谓客主人："耳前骨上，开口有空，张口取之，手足少阳、阳明之会。《铜人》灸七壮，禁针。《明堂》

针一分，得气即泻，日灸七壮……《素注》针三分，留七呼，灸三壮。《素问》禁深刺，深则交脉破，为内漏耳聋。主唇吻强，口眼偏邪，青盲、瞇目𥇦𥇦，恶风寒、牙齿龋、口噤、嚼物鸣痛、耳鸣、耳聋、瘈疭沫出、寒热，痉引骨痛。”

又曰：寸口脉，从少阳斜至厥阴，是阴维脉也。动苦癫痫、僵仆、羊鸣，又“苦僵仆失音，肌肉痹痒”。“应时自发汗出，恶风身洗洗然也。”取阳白、金门、仆参。

【笺注】寸口脉，从少阳斜至厥阴，是阴维脉也。阴维主里，营为阴。阴维受邪为病在里，除发病主心痛外，或动苦癫痫、僵仆、羊鸣；又失音，肌肉痹痒，应时自发汗出，恶风身洗洗然也。阴维之脉交会与任脉之廉泉，若其脉紊乱以生痰浊，影响神志，则发为癫痫、僵仆、羊鸣。痰气郁滞而发失音。或阴维虚弱，阴气不守而发汗出，身洗洗然，畏冷，或肌肉痹痒。其治取阳白、金门、仆参，以疗尸厥、癫痫、膝胻酸痛，或身反折，小儿张口摇舌等。

濒湖曰：王叔和以癫痫属阴维阳维，《灵枢经》以癫痫属阴跷阳跷，二说义异旨同。盖阳维由外踝而上，循阳分而至肩肘，历耳额而终行于卫分诸阳之会；阴维由内踝而上，循阴分而上胁至咽，行于营分诸阴之交。阳跷起于跟中，循外踝上行于股外，至胁肋肩膊，行于一身之左右，而终于目内眦；阴跷起于跟中，循内踝上行于股内、阴器，行于一身之左右，至咽喉，会任脉，而终于目内眦。邪在阴维、阴跷，则发癫；邪在阳维、阳跷，则发痫。痫动而属阳，阳脉主之；癫静而属阴，阴脉主之。大抵二疾，当取之四脉之穴，分其阴阳而已。

【笺注】以上濒湖的这一解释，说明了阳维发起于太阳经金门穴，上至少阳经之本神；阴维发起于少阴经筑宾穴，上至任脉之天突、廉泉；阳跷发起于太阳经之申脉穴，上至少阳经之风池穴；阴跷发起于少阴经之然谷、照海，上至睛明。阴维、阳维、阴跷、阳跷四脉均从下升上。维、跷二脉，均能引发癫痫。最后濒湖云：“邪在阴维、阴跷，则发癫；邪在阳维、阳跷，则发痫。痫动而属阳，阳脉主之；癫静而属阴，阴脉主之。大抵二疾，当取之四脉之穴，分其阴阳而已。”

王叔和曰：诊得阳维脉浮者，暂起目眩；阳盛者，苦肩息，洒洒如寒。

诊得阴维脉沉大而实者，苦胸中痛，胁下支满，心痛。其脉如贯珠者，男子两胁下实，腰中痛；女子阴中痛，如有疮状。

【笺注】阳维主一身之表，关乎卫气之盛衰，脉来浮虚，营血不足，突然起立则易发生目眩或头晕，甚则表现气短肩息，卫气失衡而洒洒畏寒。

诊得阴维脉沉大而实，为邪犯阴维。阴维为营为血为里。邪气犯于少阴、任脉者，则为胸中痛。邪气犯于厥阴者，则胁下支满，或腰痛。厥阴之脉环阴器，病涉厥阴者，湿热下趋，女子则阴中疼痛，如长有疮痈的感觉。

《素问·腰痛论》曰："阳维之脉，令人腰痛，痛上怫然肿。刺阳维之脉与太阳合腨间，去地一尺。"

【笺注】阳维之脉，使人腰痛，痛处之脉突然怒张发肿，应刺阳维之脉与太阳经互相会合的地方——阳交穴，它在足腨肚下的中央，离地面一尺许的部位。

肉里之脉，令人腰痛，不可以咳，咳则筋缩急。刺肉里之脉为二痏，在太阳之外、少阳绝骨之后。

【笺注】肉里之脉，令人腰痛，痛时不能咳嗽，如咳嗽则引及筋脉拘急紧缩，应刺肉里之脉二次，其部位在太阳经的外则，少阳经绝骨穴的后面。王冰曰："肉里之脉，少阳所生，则阳维之脉气所发也……"王冰注："分肉穴，古经不见。"据《外台》载阳辅穴主治腰痛诸证，与本文相似，故分肉或即阳辅穴。

飞阳之脉，令人腰痛，痛拂拂然，甚则悲以恐。刺飞阳之脉，在内踝上五寸，少阴之前，与阴维之会，筑宾穴也。《甲乙经》云：太阳之络，别走少阴者，名曰飞阳。

【笺注】飞阳之脉是足太阳之络，属别走少阴者，使人腰痛，痛处的筋络突然怒张而肿，甚至使人悲伤和恐惧，应刺飞阳之脉——筑宾穴。位置在内踝上五寸，少阴脉的前方，和阴维脉交会的地方。

阴维脉穴图

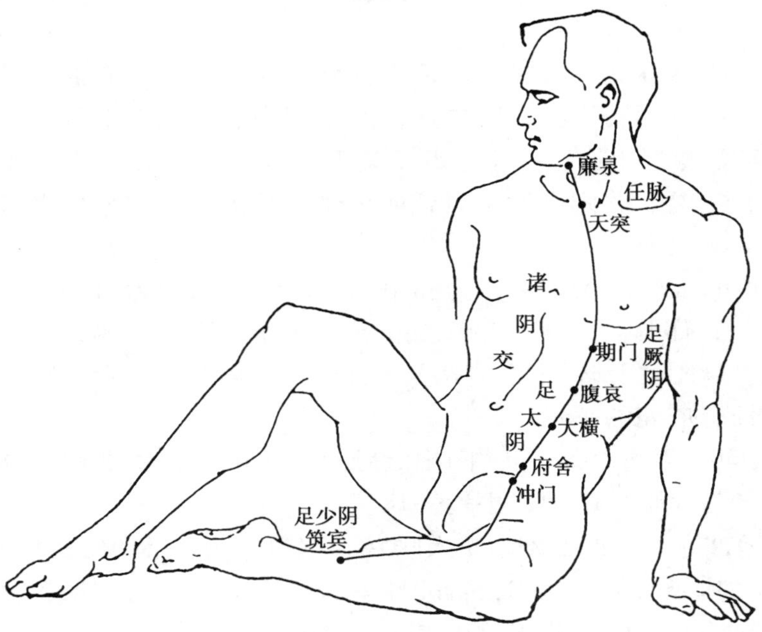
廉泉
任脉
天突
诸
阴
交
足
厥
阴
期门
腹哀
足
太
阴
大横
府舍
冲门
足少阴
筑宾

阳维脉穴图

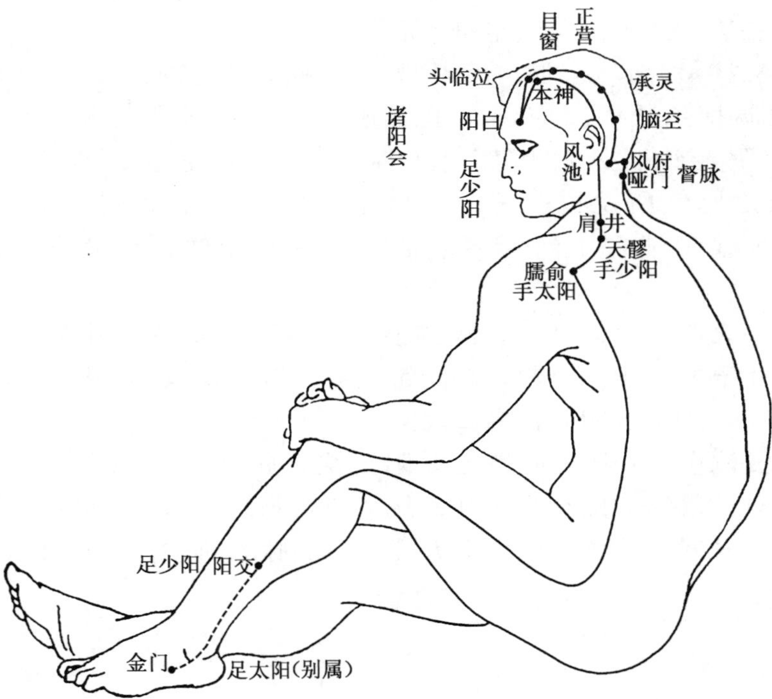
目
窗
正
营
头临泣
承灵
本神
诸
阳
会
阳白
脑空
风
池
风府
哑门
督脉
足
少
阳
肩井
天髎
手少阳
臑俞
手太阳
足少阳
阳交
金门
足太阳(别属)

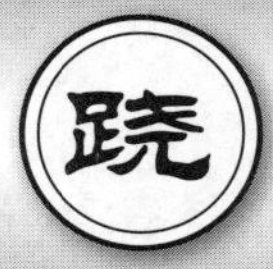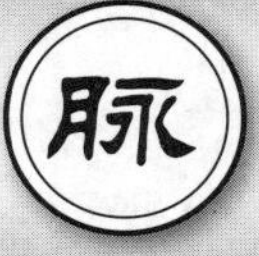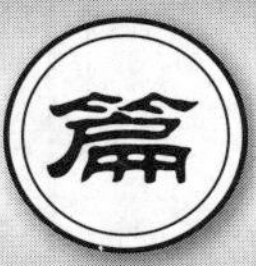

跷脉篇

跷脉起于足跟部，与足的健步行走有关，故以跷字名之。杨玄操《难经》注："跷，捷疾也，言此脉是人行走之机要，动足之所由。"这就是对跷脉的解释。跷脉的主要功能，概而述之，既表现在足的行动，又表现在眼目的张合，实际上关系着脑的清醒与睡眠。

阴跷脉

阴跷者，足少阴之别脉。其脉起于跟中，足少阴然谷之后（然谷在内踝前下一寸陷中），同足少阴循内踝下照海穴（在内踝下五分），上内踝之上二寸，以交信为郄（交信在内踝骨上，少阴前，太阴后廉筋骨间），直上循阴股入阴，上循胸里，入缺盆上，出人迎之前，至咽咙，交贯冲脉，入頄内廉，上行属目内眦，与手足太阳、阳明、阳跷五脉会于睛明而上行（睛明在目内眦外一分宛宛中）。凡八穴。

【笺注】 阴跷脉的走向，根据《灵枢·脉度》、《灵枢·寒热病》、《奇经八脉考》的记载，具体分布情况是起于足少阴肾经内踝下的照海穴，上循沿股之内侧，经过会阴部，上循胸内，入于缺盆，又沿喉咙，出于人迎穴之前，经过颧部内侧，到达目之内眦之睛明穴，和手足太阳、阳明，阳跷共五脉相会于此，再相并上行至脑，回转来再入目锐眦处。

阴跷脉交会穴图

晴明——足太阳、阳跷、手太阳、足阳明会
交信——足少阴会
照海——足少阴、八脉交会
↑　　　↑
阴跷——交会

张紫阳《八脉经》云："八脉者：冲脉在风府穴下，督脉在脐后，任脉在脐前，带脉在腰，阴跷脉在尾闾前、阴囊下，阳跷脉在尾闾后二节，阴维脉在顶前一寸三分，阳维脉在顶后一寸三分。"

【笺注】王罗珍谓：张紫阳，名伯端，南宋时的一个道家，天台人。所著《八脉经》中论述的八脉与其他中医典籍所载不尽相同。所云"冲脉在风府穴下"，似指冲脉的上行部分。《灵枢·海论》说："冲脉者为十二经之海，其输上在于大杼，下出于巨虚之上下廉。"大杼在背部，与风府较接近。因督脉行于背，故说"在脐后"。阴跷"在尾闾前、阴囊下"，似指此脉行经会阴部，即《灵枢》所说"循阴股入阴"。阳跷在"尾闾后二节"，似指此脉向后经过骶部。阴维、阳维以"顶前"、"顶后"来分，似前节"上至顶前而终"和"上至本神而止"之说为据。

凡人有此八脉，俱属阴神，闭而不开，惟神仙以阳气冲开，故能得道。

【笺注】王罗珍谓："阴神"指一般人觉察不到八脉的通路。"神仙"指道家，炼功炼到一定的程度，有的会有热气运转的感觉，故说"阳气冲开"。道可理解为"养生之道"。

八脉者，先天大道之根，一气之祖。采之惟在阴跷为先，此脉才动，诸脉皆通。次督、任、冲三脉，总为经脉造化之源。而阴跷一脉，散在丹经，其名颇多：曰天根、曰死户、曰复命关、曰酆都鬼户、曰死生根，有神主之，名曰桃康，上通泥丸，下通涌泉。

【笺注】道书、气功之书称阴跷为阴极，阴极振动，诸脉皆通。天根、死户、复命关、酆都鬼户、死生根，均指为生殖系统的性命之根本，有关元气所生发之地。"桃康"一名见《黄庭内景经》。"上通泥丸，下通涌泉"，指气功运行上达于脑部，下至足心部。

倘能知此，使真气聚散，皆从此关窍，则天门常开，地户永闭，尻脉周流于一身，贯通上下，和气自然上朝，阳长阴消，水中火发，雪里花开。

【笺注】“关窍”指人身24关窍穴。“天门”指头脑。“地户”指生育之门。“尻脉”指督脉。“阳长阴消”均指其效验。

所谓：天根月窟闲来往，三十六宫都是春。

【笺注】引自宋代邵雍（康节）诗，见《未埌集》。全诗为：

耳目聪明男子身，洪钧赋予不为贫。

须探月窟方知物，未蹑天根岂识人。

乾遇巽时观月窟，地逢雷处见天根。

天根月窟常来往，三十六宫都是春。

诗中“洪钧”意为大的转轮，指天。首句意思：一个健康的男子，身体秉受于父母，有这天赋就不算贫。“月窟”指头脑部，又称上丹田。“天根”语出《老子》：“玄牝之门是谓天地根。”这里借指丹田部为性命之根。乾为天，指头部。巽为风，指气行感觉。坤为地，指腹部。震为雷，指阳气发动之象。“三十六宫”指三十六天宫，意指周天运行，这里借指气功中的任督脉周转现象。

得之者，身体轻健，容衰返壮，昏昏默默，如醉如痴，此其验也。要知西南之乡乃坤地，尾闾之前，膀胱之后，小肠之下，灵龟之上，此乃天地逐日所生气根，产铅之地也，医家不知有此。

【笺注】西南为坤封之位，这里指腹部。《周易·系辞》说：“坤为腹。”宋代张紫阳《悟真篇》云：“要知产药川源地，只在西南是本乡。”又，陈楠《翠虚篇》云：“西南路上月华明，大药还在此处生。”所指均相同。尾闾前，膀胱后，小肠下，灵龟上，指丹田部为原气所生处。

濒湖曰：丹书论及“阳精·河车”。皆往往以任、冲、督脉、命门、三焦为说，未有专指阴跷者。而紫阳《八脉经》所载经脉，稍与医家之说不同。然内景隧道，惟返观者能照察之，其言必不谬也。

【笺注】“内景”指脏象。古代有《黄庭内景经》，属气功养生书。“隧道”指感觉传导通路。“返观”指气功中“收视返听”精神内守的方法，又称“内照”。全句意思：不过体内的各种传导通路，只有返观者才能感觉到，他的话一定不是乱说的。

阳跷脉

阳跷者，足太阳之别脉，其脉起于跟中，出于外踝下足太阳申脉穴（在外踝下五分陷中，容爪甲白肉际）。当踝后绕跟，以仆参为本（在跟骨下陷中，拱足得之）。上外踝上三寸，以附阳为郄（在外踝上三寸，足太阳之穴也）。直上循股外廉，循胁后，胛上会手太阳、阳维于臑腧（在肩后大骨下胛上廉陷中）。上行肩膊外廉，会手阳明于巨骨（在肩尖端上行两叉骨罅间陷中），会手阳明少阳于肩髃（在膊骨头，肩端上，两骨罅陷宛宛中。举臂取之有空）。上人迎夹口吻，会手足阳明、任脉于地仓（夹口吻旁四分外，如近下有微脉动处）。同足阳明上而行巨窌（夹鼻孔旁八分，直瞳子，平水沟），复会任脉于承泣（在目下七分，直瞳子陷中）。至目内眦，与手足太阳、足阳明、阴跷五脉会于睛明穴（见阴跷下）。从睛明上行入发际，下耳后，入风池而终（风池在耳后，夹玉枕骨下发际陷中）。凡二十二穴。

【笺注】 阳跷脉的走向，根据《难经》和《奇经八脉考》的记载，具体有两条路径：①阳跷脉的循行路线，起于外踝下足太阳经的申脉穴，当踝后绕跟，以仆参为本，上外踝上三寸，以附阳为郄，直上循股外廉，循胁后，胛上会手太阳、阳维于臑俞，上行肩膊外廉，会手阳明于巨骨、肩髃，上人迎夹口吻，会手足阳明、任脉于地仓，同足阳明上而行巨髎，复会任脉与承泣，至目内眦，与手足太阳、足阳明、阳跷共五脉会于睛明穴；②从睛明上行，入发际，下耳后，入风池而终。

阳跷脉交会穴图

风池——足少阳、阳维、手少阳会
睛明——足太阳、阴跷、手太阳、足阳明会
承泣——足阳明、任脉会
巨髎——手足阳明会
地仓——手足阳明会
肩髃——手阳明会
巨骨——手阳明会
臑俞——手太阳、手少阳、阳维会
跗阳——足太阳会
仆参——足太阳会
申脉——足太阳、通督脉
↑　　↑
阳跷——交会

《难经》曰：跷脉从足至目，长七尺五寸……合一丈五尺。

【笺注】 见《难经·二十三难》。原出《灵枢·脉度》："跷脉从足至目七尺五寸，二七一丈四尺，二五一尺，合一丈五尺。"所说是以阳跷为代表。

《甲乙经》曰：跷脉有阴阳，何者当其数？曰：男子数其阳，女子数其阴，当数者为经，不当数者为络。

【笺注】 引《甲乙经》文，出《灵枢·脉度》。杨上善《太素》注："男子以阳跷为经，以阴跷为络；女子以阴跷为经，以阳跷为络也。"又，张隐庵注："阴跷之脉从足上行，应地气之上升，故女子数其阴；阳跷属目内眦，合阳跷而上行，是阳跷受阴跷之气，复从发际而下行至足，应天气之下降，故男子数其阳。"

气之在身也，如水之流，如日月之行不休。故阴脉营其脏，而阳脉营其腑。如环之无端，莫知其纪，终而复始。其流溢之气，内溉脏腑，外濡腠理。

【笺注】 "气之在身也"《灵枢·脉度》原作"气之不得无行也。"下文与《灵枢·脉度》同。

二跷为病

秦越人《难经》曰：阴络者，阴跷之络；阳络者，阳跷之络。阴跷为病，阳缓而阴急；阳跷为病，阴缓而阳急。

【笺注】《难经·二十六难》原作"阳络者，阳跷之络也；阴络者，阴跷之络也。"《灵枢》以十二经脉各一络，加任、督、脾三络，合为十五络。《难经》无任、督脉络，而有阴络、阳络。阴跷为病，阳脉弛缓而阴脉拘急；阳跷为病，阴脉弛缓而阳脉拘急。

王叔和《脉经》曰："阴跷……脉急，当从内踝以上急，外踝以上缓；阳跷……脉急，当从外踝以上急，内踝以上缓。"

【笺注】 阴跷脉发生病变，会在属阳的外侧表现弛缓，而属阴的内侧则表现拘急。阳跷脉发生病变，会在属阴的内侧表现弛缓，而属阳的外侧则表现拘急。

又曰：寸口脉"前部左右弹者，阳跷也。动苦腰背痛。"又为"癫痫"，"僵仆、羊鸣"。"恶风、偏枯"，"瘰痹"，"身体强"。又曰："微涩为风痫"，并"取阳跷，在外踝上三寸，直绝骨是穴（附阳穴也）"。

【笺注】 阳跷脉的发病，在寸口之脉，就会出现前部左右弹动的脉象，其临床表现为：活动后腰背疼痛；或为"癫痫、僵仆、羊鸣、恶风、偏枯，身体僵强；或为顽固的痹证。脉来微涩的为风痫证。并取阳跷的附阳穴。"附阳穴在足三阳交附近处，位于足阳明、足少阳之后，相并与附丽而行，故名"附阳"。治霍乱转筋，腰立不能立，髀股胻痛、痿厥、风痹、头痛、四肢不举、屈伸不能。以上数穴，俱有关于筋，以其俱近腨肠也。此肌名为腨肠肌（腓肠肌），治疗上可知其有关于筋也。

又曰：寸口脉"后部左右弹者，阴跷也。动苦癫痫、寒热，皮肤淫痹，又为少腹痛，里急，腰及髋窌下相连，阴中痛，男子阴疝，女子漏下不止。"

【笺注】 阴跷脉，足少阴之别，主一身左右之阴气，主卫气行于阴，行于五脏。寸口脉后部左右弹动，就会发生脑病癫痫。阴跷感其邪，也会发生病皮肤淫湿痹痛。阴跷通贯五脏，脏气衰减，气滞络闭，卫气留阻，就会出现里急少腹作痛，女子漏下，阴中痛，男子寒疝等证。

又曰：癫痫瘈疭，不知所苦，两跷之下，男阳女阴。

【笺注】 寒气郁结在血脉肌肉之间，有病不知疼痛的确切部位，当灸两跷之下，即阳跷之申脉穴，阴跷之照海穴。不过男子以阳跷为经，女子以阴跷为经。误用则反，良医所禁。申脉穴，穴在外踝之下，展足则开，为踝关节屈伸着力之处，故名"申脉"，为阳跷脉之起始，为跷捷屈伸之主力。申与伸通，为整束自持之貌。《论语》"申申如也"，即舒展自如之意。《甲乙经》治头项转筋，痫证。照海穴，穴在内踝尖直下 1 寸处，阴跷脉所出于此，足少阴之别。目之能视与否，必借少阴阴精上达，所以此穴称照海，主治癫痫。癫痫夜发可灸此穴，他如视力不足、癔病、善悲不乐、月经不调、失眠健忘、目赤涩痛、咽干口苦、惊恐不安等，均可应用本穴治之。

张洁古曰："跷者，捷疾也。二脉起于足，使人跷捷也。阳跷在肌肉之上，阳脉所行，通贯六腑，主持诸表，故名为阳跷之络；阴跷在肌肉之下，阴脉所行，通贯五脏，主持诸里，故名为阴跷之络。

【笺注】《奇经八脉考》说的"阳跷在肌肉之上……阴跷在肌肉之下"，就是《灵枢》所说的卫气之行。早晨卫气循阴分二十五周已尽，上行于目内眦睛明穴，人即张目醒来；卫气开始循行于阳分，上至头顶，沿项后下行于足太阳经，循背下行，直到足小趾端之至阴穴。卫气散行的部分，从目外眦别出，向下循行于手太阳小肠经，下行至手小指端外侧的少泽穴。卫气另外的散行路线，也是由目外眦别出，沿足少阳胆经向下循行，注入第4趾末节外侧的足窍阴穴，又从上循于手少阳三焦经，向下行至无名指端外侧的关冲穴。卫气别行的分支，上循至耳前，会合于颔部阳明经之承泣、颊车，注于足阳明经向下循行，至足背，入足次趾外侧之厉兑穴。散行的卫气又自耳下向下循手阳明大肠经，入食指端的商阳穴，再入于掌中。其至于足入足心，出内踝，下行阴分复合于目，故为一周。

卫气开始行于阴分，是从足少阴肾经开始，由肾经传于手少阴心经，由心经传于手太阴肺经，由肺经传于足厥阴肝经，由肝经传于足太阴脾经，由脾经复传于足少阴肾经，即为循行阴分一周。

阴跷为病，阴急则阴厥胫直，五络不通，表和里病；阳跷为病，阳急则狂走目不昧，表病里和。阴病则热，可灸照海、阳陵泉；阳病则寒，可针风池、风府。又曰：在阳表者当汗之，在阴里者当下之。又曰：癫痫昼发灸阳跷，夜发灸阴跷。

【笺注】 行走之机要在跷脉，足之运动受其节制。阳跷为足太阳之别，主卫气行于阳，又主卫气行于六腑，故主持在表，其气行于肌肉之上；阴跷为足少阴之别，主卫气行于阴，又主卫气通于五脏，故主持在里，其气行于肌肉之下。阴跷之络受邪则阴厥胫直，五络不通。何为五络，乃指足少阴之络大钟，足太阴之络公孙，足厥阴之络蠡沟，阴跷之络照海，任脉之络屏翳（鸠尾、尾翳）。其发病，少阴络病，则腰脊痹痛，气逆烦闷；实则癃闭，虚则腰痛。足太阴之络病，气上逆则霍乱；实则肠中切痛，虚则膨臌胀。足厥阴之络病，逆则睾肿，卒疝，虚则暴痒。阴跷之络病，四肢懈惰，癫痫，表和里病。任脉之络病，实则腹皮痛，虚则瘙痒。阳跷为病则狂，阳气急则狂走不寐。阴虚则热，可灸照海、阳陵泉；阳虚则寒，可针风池、风府。照海乃阴跷脉之发起处，取之以治阴虚之热。阳陵泉为筋之会穴，主治偏风，偏枯半身不遂，足膝冷痹不仁，筋挛急者。病在阳跷之表者，当以发汗祛之；病在阴跷之里者，治当下而夺之。癫痫昼发者，当灸申脉；夜发者，当灸照海。

《素问·腰痛论》曰：腰痛不可举者，申脉、仆参举之。又曰：会阴之脉，令人腰痛，痛上漯漯然汗出，汗干令人欲饮，饮已欲走，刺直阳之脉上三痏。在跷上郄下，五寸横居，视其盛者，出血。

王启玄云：足太阳之脉“循腰下会于后阴，故曰会阴。”“直阳之脉……挟脊下行，贯臀至腘，循腨，过外踝之后，条直而行者，故曰直阳之脉也。跷，为阳跷所生，申脉穴也。”跷上郄下，乃承筋穴也，“即腨中央如外陷者中也，太阳脉气所发，禁针刺……但视其两腨中央有血络者，乃刺之出血。”

【笺注】《素问·刺腰痛》云：“腰痛……如折不可以俯仰，不可举，刺足太阳。”不可举动，刺申脉、仆参。申脉、仆参均太阳经之起始穴，申脉为阳跷所生，仆参以从事申脉以治腰痛。会阴之脉感邪，令人腰痛，痛甚则汗出，见痛上漯漯汗出之现象，伤其津液故汗干则欲饮水，饮已则又坐卧不安而欲走动，应刺直阳之脉。直阳之脉，王冰谓：“直阳之脉则太阳之脉，侠脊下行，贯臀下至腘中，下循腨，过外踝之后，条直而行者，故曰直阳之脉。”张志聪谓：“督脉也，督脉总督一身之阳，贯脊直上，故曰直阳。”二者之说略异而同也。所谓刺直阳之脉三痏，即刺三次而已。所刺之处，在跷上郄下。跷为阳跷，指申脉穴；郄即委中穴。跷上郄下，上承郄中之穴，下当申脉之位，总谓承筋穴处。视其横居之络血盛者，刺之出血则已。王启玄论甚详，亦用黑字标出，综合予以笺注。

又曰：昌阳之脉，令人腰痛，痛引膺，目䀮䀮然，甚则反折，舌卷不能言。刺内筋为三痏，在内踝上，大筋前，太阴后，上踝二寸所。

王启玄云：“阴跷……起于然谷之后，上内踝之上，循阴股入阴，而循腹入胸里、缺盆，上出人迎之前，入頄内廉，属目内眦，合于太阳、阳跷而上行，故病状如此。”“内筋……即阴跷之郄，交信穴也。”

【笺注】昌阳之脉，《甲乙经》为“复溜”穴。马莳云：“昌阳，系足少阴肾经穴名，又名复溜。足少阴之脉，其直行者，从肾上贯肝鬲，入肺中，循喉咙，侠舌本，其支者，从肺出络心，注胸中，故昌阳之脉令人腰痛，其痛引膺，即胸之旁也。”两眼䀮䀮视物不清，严重者腰背反折。肾脉贯喉咙，故又能使舌卷不能言，应刺内筋复溜二次。其穴在内踝上大筋的前面，太阴的后面，上踝二寸的部位。

《素问·缪刺论》曰："邪客于足阳跷之脉，令人目痛，从内眦始。刺外踝之下半寸所各二痏，左刺右，右刺左，如人行十里顷而已。"

【笺注】 邪气客于足的阳跷之脉，使人发生目痛，其痛从内眼角开始，治疗可刺足外踝下半寸处的申脉穴，各两次，左病刺右，右病刺左，大约需人行十里路的时间，其病也就痊愈了。申脉穴为阳跷脉所生，左病刺右，右病刺左，为之缪刺。

《灵枢经》曰：目中赤痛，从内眦始，取之阴跷（交信穴也）。

【笺注】 眼球发红疼痛，若由内眼角开始，因内眼角是阴阳二跷与太阳脉的会合处，所以治疗时应取阴跷脉的照海穴刺之，泻其实热则病愈。并非交信穴也。

风痉，身反折，先取足太阳及腘中及血络出血。若中有寒邪，取……阴跷及三毛上，及血络出血。

【笺注】 "足太阳"，京骨穴也。在足外侧小趾本节后大骨下，赤白际陷中，针三分，灸七壮。"腘中"，委中穴也。在屈膝后横文中，针三分。"阴跷"，取交信穴，见前。"三毛"，大敦穴也。在足大趾外侧三毛中，肝脉之井也。针三分，灸三壮。"血络"者，视其处有络脉盛满者，出其血也。

又曰："……阴跷、阳跷，阴阳相交，阳入阴，阴出阳，交于目锐眦。阳气盛则瞋目，阴气盛则瞑目，热厥取之太阳、少阴……"

【笺注】 足太阳、阳跷，此脉自项入脑，直接联属于目本，则分出二支联属于阴跷、阳跷。阴跷和阳跷相互交会，阳跷由外入里，阴跷由里外出，交会于内眦的睛明穴。如果阳跷气盛，不得入内，则两目张大而不得合（瞋目）。如果阴跷气盛，不得外出，则两目闭合而不能开（瞑目）。热厥之证，取之太阳（阳跷）、少阴（阴跷）。

《甲乙经》曰：人病目闭不得视者……卫气留于阴，不得行于阳，留于阴则阴气盛，阴气盛则阴跷满，不得入于阳则阳气虚，故目闭也。病目不得瞑者……卫气不得入于阴，常留于阳，留于阳则阳气满，阳气满则阳跷盛，不得入于阴则阴气虚，故目不瞑也。

【笺注】 病人目闭不得视，这是因为卫气留滞于阴跷，阴跷盛即阴跷经气盛满，阴气充盛。卫气不能正常循入阳分，内有余而外不足，阴盛而阳虚，所以闭目而不欲视。有的病人不能睡眠，这是因为卫气在运行中不能入于阴分（阴跷）而常留于阳分（阳跷）。常留于阳跷，外在的卫气盛满，阳跷脉必然充盛，外有余而内不足，形成了阴气亏虚，阳跷盛满有余，所以目不瞑了（瞋目）。

《灵枢》曰："五谷入于胃也，其糟粕、津液、宗气分为三隧。故宗气积于胸中，出于喉咙，以贯心肺而行呼吸焉。营气者，泌其津液，注之于脉，化而为血，以荣四末，内注五脏六腑，以应刻数焉。卫气者，出其悍气之慓疾，而先于四末分肉皮肤之间，而不休焉。昼日行于阳，夜行于阴，常从足少阴分间，行于五脏六腑。今厥气客于五脏六腑，则卫气独卫其外，行于阳不得入于阴，行于阳则阳气盛，阳气盛则阳跷满，不得入于阴则阴气虚，故目不瞑也。"治当"补其不足，泻其有余。""以通其道而去其邪，饮以半夏汤一剂，阴阳已通，其卧立至。"其方用流水千里以外者八升，扬之万遍，取其清五升煮之，炊以苇薪火，沸，置秫米一升，治半夏五合，徐炊令至一升半，去其滓，饮汁一小杯，日三，稍益以知为度。故其病新发者。复杯则卧，汗出则已，久者三饮而已。

李濒湖云：《灵枢》有云：足太阳之筋为目上纲，足阳明之筋为目下纲。寒则筋急，目不合；热则筋纵，目不开。又云：壮者血气盛，肌肉滑，营卫……不失其常，故昼精而夜瞑。老人气血衰……气道涩……卫气内伐，故昼不精，而夜不瞑。又云：多卧者，肠胃大而皮肤涩，分肉不解，卫气行迟故也。张子和云：思气所至为不眠、为嗜卧。巢氏方云：脾病困倦而嗜卧，胆病多烦而不眠。王叔和《脉经》云：水流夜疾有声者，土休故也，人亦应之。人夜卧，则脾不动摇，脉为之数疾也。一云：脾之候在脸，脸动则知脾能消化也。脾病则脸涩嗜卧矣——数说皆论目闭、目不瞑，虽不言及二跷，盖亦不离乎阴阳营卫虚实之理，可互考者也。

【笺注】 以上之文，又经濒湖申述，并引证了《灵枢》、张子和、巢氏及王叔和《脉经》等说，申明了目的闭合嗜卧及不瞑目开的道理。所言皆有理、有据。

半夏秫米汤

秫米 30g，半夏 15g。

其方用流水千里以外者，扬之万遍，取其清者，炊以苇薪火，煮沸，取汁两杯半，日分三次服。

半夏辛温，降痰气；秫米甘凉，补阴养营，使阳跷入阴以安眠。

《灵枢·邪客》中的半夏汤用“流水千里以外者”，“扬之万遍”以治脾虚停饮，卫气独行于外之“目不瞑”证。仲景《伤寒论》中，有甘澜水、潦水、井华水、泉水、浆水等记载。如甘澜水即取水于大盆内，扬之，水上有珠子五六千颗，取用之。甘澜水又称千里水、东流水等，取其活化水用之，云“不助肾邪也”。张子和《儒门事亲》有“水解篇”可供参考。

阴跷脉穴图

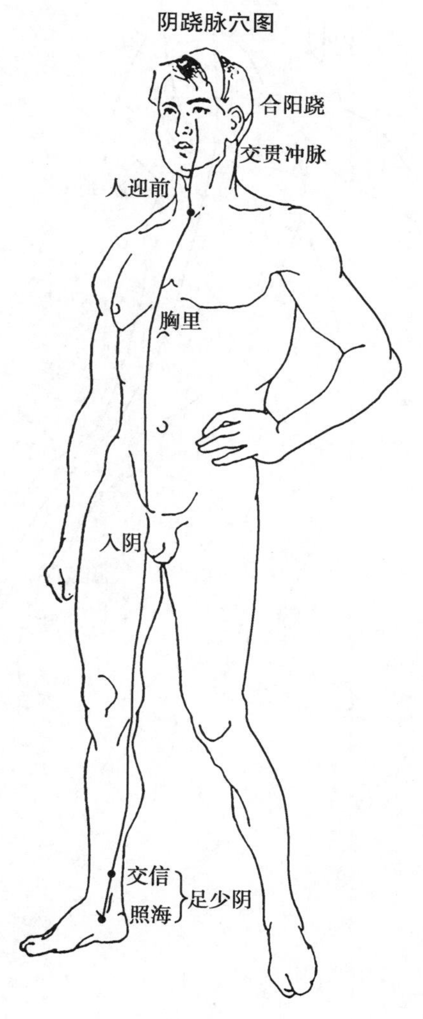

阳跷脉穴图

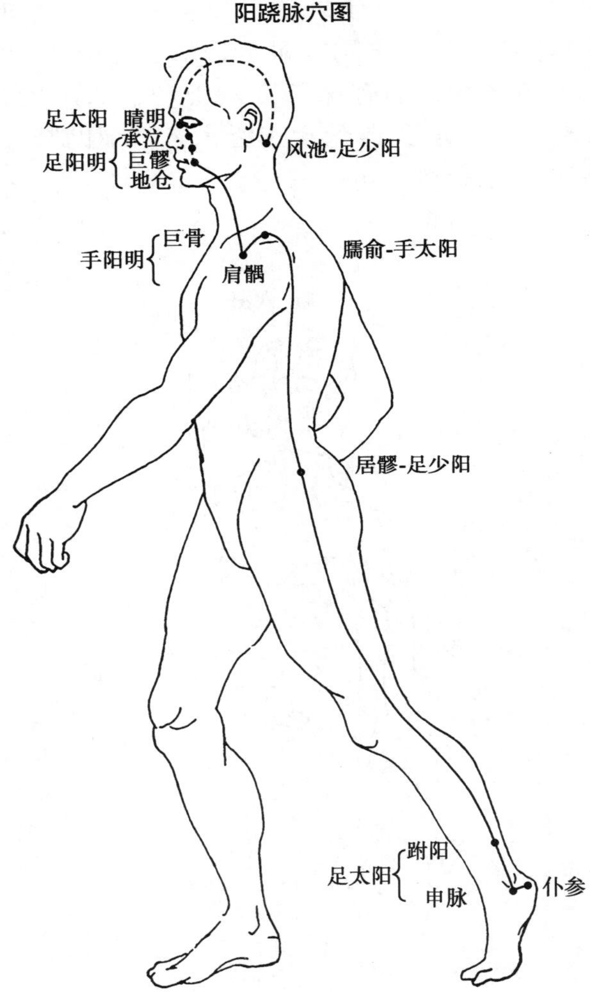

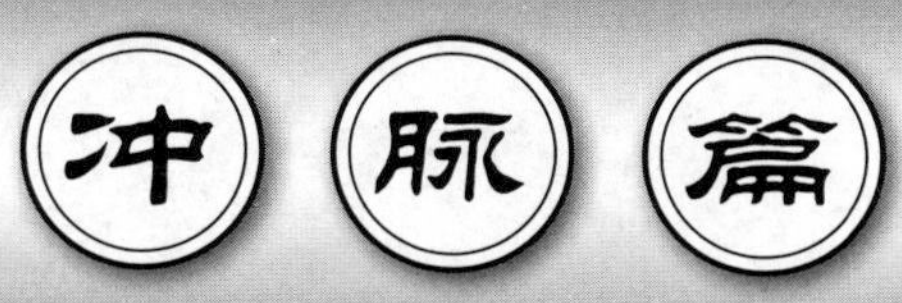

冲脉篇

冲　脉

冲为“经脉之海”，又曰“血海”。

【笺注】《素问·痿论》曰：“冲脉者，经脉之海也，主渗灌溪谷，与阳明合于宗筋。”《素问·骨空论》曰：“冲脉者，起于气街，并少阴之经，侠脐上行，至胸中而散。”《灵枢·逆顺肥瘦》曰：“夫冲脉者，五脏六腑之海也，五脏六腑皆禀焉”。《素问·水热穴论》曰：“肾脉之下行也，名曰太冲。”张景岳指出：“肾之大络，并冲脉下行于足，合而盛大，名曰太冲。”冲脉、任脉、督脉均起于胞中，一源而三歧。督脉主一身之阳气，为阳脉之海。任脉主一身之阴与血，为阴脉之海。冲脉与督脉、任脉汇合容纳十二经脉的气血，故称为十二经之海。五脏之中，肾藏精血，心主血，肝藏血，脾统血，肺朝百脉既主气亦主布血，凡五脏之血最终都归属于冲脉，故冲脉又主“血海”。

其脉与任脉，皆起于少腹之内胞中。其浮而外者，起于气冲（一名气街，在少腹毛中两旁各二寸，横骨两端，动脉宛宛中，足阳明穴也）。并足阳明、少阴二经之间，循腹上行至横骨（足阳明去腹中行二寸，少阴去腹中行五分，冲脉行于二经之间也。横骨在阴上横骨中，宛如偃月，去腹中行一寸半）。挟脐左右各五分，上行历大赫（横骨上一寸，去腹中行一寸半）、气穴（即胞门，一名子户，大赫上一寸，去腹中行一寸半，少阴、冲脉之会）、四满（气穴上一寸）、中注（四满上一寸）、肓腧（中注上一寸）、商曲

（肓腧上二寸）、石关（商曲上一寸）、阴都（石关上一寸）、通谷（阴都上一寸）、幽门（通谷上一寸，夹巨阙两旁，各五分陷中），至胸中而散。凡二十四穴。

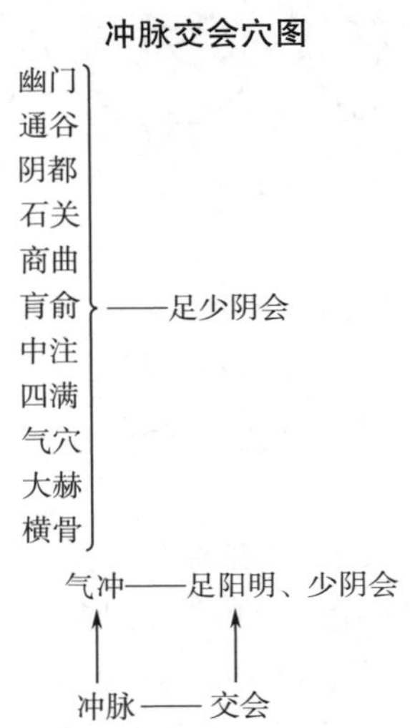

【笺注】陈璧琉指出："冲脉的循经络和任督二脉一样的较为复杂。根据《素问·骨空论》、《灵枢·逆顺肥瘦》、《灵枢·动输》、《灵枢·五音五味》以及《奇经八脉考》的记载，冲脉可分为五条径路，其中二条，循胸腹部上行，另有两条沿大腿内侧下行至足，还有一条则自少腹分出，贯脊行于背部。"这五条径路的具体分布情况，简要地说：①从少腹内部再浅出气街部，与足少阴肾经相并上行，过脐旁，抵达胸中后，弥漫散布；②自胸中分布后，向上行到达鼻之内窍"颃颡"部；③起于肾下，出于气街，循阴股内廉，入腘中，经过胫骨内廉到内踝的后面入足下；④从胫骨内廉斜入足踝，到足跗上，循于足大趾；⑤从少腹分出向内贯脊，行于背。

《灵枢经》曰：冲、任皆起于胞中，上循背里，为经络之海。其浮而外者，循腹右上行，会于咽喉，别而络唇口。血气盛则充肤热肉，血独盛则澹渗皮肤，生毫毛。妇人有余于气，不足于血，月下数脱血，任冲并伤，脉不荣其口唇，故髭须不生。宦者去其宗筋，伤其冲任，血泻不复，皮肤内结，唇口不荣，故须亦不生。天宦不脱于血，而任冲不盛，宗筋不强，有气无血，唇口不荣，故须亦不生。

【笺注】《灵枢·五音五味》的意思是，妇人有月经，按月而下，由于多次流血，形成气有余血不足，冲任之脉不能上荣口唇，所以不生胡须。宦官受了阉割，割去了阴茎睾丸，冲任伤，血散泻出后，不能正常运行，血海不足，血不上荣于口唇，所以也不生胡须。

《素问·水热穴论》曰："三阴之所交，结于脚也。踝上各一行……者，此肾脉之下行也。名曰太冲。"

王启玄曰："肾脉与冲脉并下行循足，合而盛大，故曰太冲。"一云冲脉起于气冲，冲直而通，故谓之冲。

【笺注】《素问·水热穴论》曰："伏菟上各二行行五者，此肾之街也，三阴之所交结于脚也。踝上各一行行六者，此肾脉之下行也，名曰太冲。"意思是在足踝上左右各一行，每行六穴，是肾脉之下行而到涌泉穴的路线，名叫太冲。杨玄操指出："冲者，通也，言此脉下至于足，上至于头，能受十二经之气血，故曰冲焉。"

《素问·阴阳离合论》曰："圣人南面而立，前曰广明，后曰太冲。太冲之地，名曰少阴……其冲在下，名曰太阴。"

王启玄曰："心脏在南，故前曰广明；冲脉在北，故后曰太冲。足少阴肾脉与冲脉合而盛大，故曰太冲。两脉相合为表里也。"冲脉在脾之下，故曰其冲在下，名曰太阴。

【笺注】 圣人面南而立，胸前为阳，名为广明，背后为阴，名为太冲。太冲脉发起的地方就是肾经。少阴肾经之上，是足太阳膀胱经。足太阳经脉的下端，发起足小趾外侧的至阴穴，其上端又结于目，因为太阳起于阴地，出而为阳，所以又称为阴中之阳。以人身的上下而言，阳在上，半身前为广明，广明的下面，就是足太阴脾的部分。

《灵枢经》曰："帝曰：少阴之脉独下行。何也？岐伯曰：不然。夫冲脉者，五脏六腑之海也……其上者出于颃颡，渗诸阳，灌诸精。其下者注于少阴之大络（起于肾下），出于气街，循阴股内廉，斜入腘中，伏行骨骱内廉，并少阴之经，下入内踝之后（入足下）；其别者并于少阴，渗三阴（斜入踝），伏行出属跗属，下循跗上，入大指之间，渗诸络而温（足胫）肌肉。故（其脉常动），别络结则跗上不动，不动则厥，厥则寒矣。

【笺注】 黄帝说：少阴之脉独下行，是何原因？岐伯说：不是的，这不是足少阴肾经，而是冲脉，合少阴经向下行的旁支。冲脉是五脏六腑十二经精血之海，五脏六腑都从它接受精血。冲脉向上出于颃颡，经三阳经渗灌精血，其下行的脉，流注于足少阴肾经的大络，出于气街，循阴股内侧入于腘中，伏行在胫骨的深部，下注内踝的后面。从这里分出的支脉向下行的并于少阴之经，渗入于肝、脾、肾三经，向前行的，从内踝向前伏行出于跗上，循跗入大趾间。渗入络脉，以温养肌肉。所以少阴别络因有邪气而郁结时，跗上的经脉便不搏动，脉不动就厥逆足冷了。

王海藏曰：手少阳三焦相火为一腑，右肾命门为相火，心包主亦名相火，其脉同诊。肾为生气之门，出而治脐下，分三歧，上冲夹脐过天枢，上至膻中两乳间，元气所系焉。又足三焦太阳之别，并足太阳正路入络膀胱，约下焦。三焦者，从头至心、心至脐、脐至足，为上中下三焦，其实真元一气也。故曰有脏无腑。

【笺注】 王海藏，号好古，元代医家。手少阳三焦、右肾命门、心包主均为相火。云："命门之火游行于五脏之间，主持于内也；手三焦，主持上也，足三焦主持下也，上、中、下三焦，通为一气，卫于身也。为外护既已，头至心、心至脐、脐至足为状也，呼为三焦"。

脉诀云："三焦无状空有名，寄在胸中膈相应。"一云：其腑在气街中。上焦在胃上口，治在膻中。中焦在胃管，治在脐旁。下焦在脐下膀胱上口，治在脐。《经》曰：原气者，三焦之别使也。肾间动气者，真元一气，分为三路，人之生命也，十二经之根本也。

李时珍曰：三焦即命门之用。与冲、任、督相通者，故附着于此。

【笺注】 三焦没有形状而有其名，手三焦主持于上，贯膈而布于胸中，其府在气街，这里是指三焦之气所聚集的地方。气街亦作气冲，是足阳明胃经的穴位。《难经·三十一难》："上焦者，在心下，下膈，在胃上口，主内而不出，其治在膻中；中焦者，在胃中脘，不上不下，主腐熟水谷，其治在脐旁。下焦者，当膀胱上口，主分别清浊，主出而不内以传道也，其治在脐下一寸。故名曰三焦，其府在气街。"原气，是维持人体生命活动的根本之气，包括元阳、元阴，统称为元气。张景岳说："命门为元气之根，为水火之宅。五脏之阴气，非此不能滋；五脏之阳气，非此不能发。"

冲脉为病

越人《难经》曰：“冲脉为病，逆气而里急。”

【笺注】冲脉为病，气上冲而感觉腹内拘急，或疼痛。冲脉为十二经之海，又名血海，以阴血为本，以阳气冲脉为用。逆气时动，脉气上逆，便会引发腹内拘急，或气从少腹上冲胸咽，有发作欲死之病况。形成这种病的原因与冲脉关系甚大，因为冲脉起于胞中，上挟咽，如肾阳不足不能化气，阴寒之气随冲脉上逆。如因情志不遂，肝气挟冲脉而向上冲逆，也可导致奔豚气病的发生。其气上冲于肺，影响肺气肃降，则可引发哮喘。上冲于心则可引发心悸、怔忡，心中烦躁；上冲于肝，肝失疏泄条达之性，可发生胸胁胀满，呃逆；上冲于脾胃，影响脾胃的运化升降，则又可引发腹痛、腹胀、呕吐或泄泻。脏腑与冲脉互为影响，临证当汇通治之。

《灵枢经》曰：气逆上，刺膺中陷下者，与下胸动脉。腹痛，刺脐左右动脉……按之立已。不已刺气街……按之立已。

【笺注】气上逆，有胃气上逆与肺气上逆的不同。胃气上逆的，应刺足阳明经的膺窗穴；肺气上逆的，应刺手太阴肺经的中府等穴。如腹痛，可刺脐部左右的天枢穴，这是因为由阴阳之气上下不交所引起，刺后用手按压针孔；或痛仍不止者，可再针刺足阳明经的气冲穴，刺后也是用手按压针孔，则可立即止痛。（气冲即气街穴）

李东垣曰：秋冬之月，胃脉四道为冲脉所逆，胁下少阳脉二道而反上行，名曰厥逆。其证：气上冲，咽不得息而喘息有音，不得卧。宜调中益气汤加吴茱萸五分，随气多少用之（脾胃论）。夏月有此，乃大热之证，用黄连、黄柏、知母各等分，酒洗炒为末，白汤和丸，每服一二百丸，空心白汤下，即以美膳压之，不令停留胃中，直至下元，以泻冲脉之邪也。盖此病随四时寒热温凉治之。

【笺注】秋季或冬季气候收藏，足阳明胃经的气街穴是四通的道路，又是下焦冲脉的起点。冲脉的厥气挟阳明胃的经脉上逆，同时足少阳胆的经脉，循行于胁下左右二道，出气街，已被冲脉的厥气所激而反上逆，因此病成厥逆。厥逆之气上行，暴满于经脉，所以正常的精神活动被破坏而浮越昏乱，濒于危殆。其证表现脐下冷气上冲咽喉，咽不得息而喘息有音，不得卧，宜应用调中益气汤加吴茱萸五分，随气之多少用之。如果是夏季暑天发生厥逆证，应是大热的病机。这种病的发生随着季节有所不同，要注意病的实质，是否热盛于中，如是应该用酒炒黄连、酒炒黄柏、酒炒知母同等分量，研为细末，开水和药为丸，每丸约梧桐子大，每次百粒，空腹白开水送服。服后多喝开水，服药须臾，吃一些较为有营养的食物，把药丸压下去，不使药停留在胃中，促使药性速达下焦的气街穴部，以泻冲脉的火邪。

又曰：凡逆气上冲，或兼里急，或作躁热，皆冲脉逆也。若内伤病此，宜补中益气汤加炒柏、炒连、知母，以泄冲脉。凡肾火旺，及任、督、冲三脉盛者，则宜用酒炒黄柏、知母，亦不可久服，恐伤胃也。或腹中刺痛，或里急，宜多用甘草，或虚坐而大便不得者，皆属血虚，血虚则里急，宜用当归。逆气里急，膈咽不通，大便不行者，宜升阳泻热汤主之。麻木，厥气上冲，逆气上行，妄闻、妄见者，宜神功丸主之。

【笺注】 凡逆气上冲兼腹内拘急，腹痛者，都属于冲脉上逆之候。对于内伤此证者，宜用补中益气汤调补脾胃，益气以升阳，加炒黄柏、知母、炒黄连，甘寒以泻其冲火则愈。大凡肾火旺，兼乎任、督、冲三脉皆盛者，则用酒炒黄柏、知母以坚阴则已，但不可久服，因苦寒败伤其胃气也。若腹中刺痛，或内急，宜多用甘草，以缓其急而止痛。若虚坐而大便不落者，此乃阴血虚少，大肠得不到濡润的缘故，应当使用养血通便的当归等药。若冲脉气逆，膈咽不畅，大便不通者，当以升阳泻热汤主之；方中升麻、柴胡以升其阳，陈皮、赤苓、枳壳、香附、白芍、甘草以泻其热。若厥逆上冲，影响神志而妄闻妄见者，宜用神功丸，醒神而安和其冲脉。

孙真人《千金方》云：咳唾手足厥逆，气从小腹上冲胸咽，其面翕热如醉，因复下流阴股，小便难，时复冒者，寸脉沉，尺脉数，宜茯苓五味子汤，以治其气冲。其方用茯苓、五味子（二钱），桂心、甘草（一钱），水煎服。胸满者去桂。

【笺注】 孙思邈《千金方》说：冲脉为病，其气上逆，上干于肺，咳唾手足厥逆，其气上冲胸咽，其面虚热如醉，复下流而小便不得，不时昏冒者，诊其脉，寸脉沉，主气短，其病在里。尺脉数，数脉主腑，尺数为相火，会有遗浊、淋癃之候。宜用茯苓、五味子（二钱），桂心、甘草（一钱），水煎服，以治其气冲。如果有

胸满者，可去桂心。

程篁墩曰：太平侯病膻中痛，喘呕吞酸，脐上一点气，上至咽喉如冰，每子后申时辄发，医以为大寒，不效。祝菊泉曰：此得之大醉及厚味过多，子后申时相火自下腾上，故作痛也。以二陈汤加芩、连、栀子、苍术，数饮而愈。

【笺注】 程篁墩，名敏正，明代休宁人。祝菊泉，名仲宁，明代四明人，世医。所述乃是一段医话，原文引自《李濂医史》卷十，记载了历史上一些医学名家传记。

《素问·痿论》曰："治痿独取阳明者何也？"曰："阳明者，五脏六腑之海也，主润宗筋，宗筋主束骨而利关节也。冲脉者，经脉之海，主渗灌溪谷，与阳明合于宗筋……会于气街，而阳明为之长，皆属于带脉，而络于督脉。故阳明虚则宗筋纵、带脉不引，故足痿不用。"治之当"各补其营而通其腧，调其虚实，和其逆顺，筋、脉、骨、肉各以其时受月，则病已"。（谓肝甲乙、心丙丁、脾戊己，主气法时月也）

【笺注】 黄帝说："治疗痿证，为什么要独取阳明经？"岐伯说："阳明是五脏六腑的营养大源，能滋润营养宗筋，而宗筋又主约束关节使之屈伸滑利；冲脉是十二经脉的大源，能渗透灌溉分肉肌腠，与阳明经会合于宗筋……所有阴经阳经总会于宗筋，又循腹上行而相会合于气街，而诸脉皆受阳明的滋养，所以说阳明为五脏六腑十二经脉的统领。所有诸脉，又都联属于带脉，而系络于督脉。所以阳明经脉不足，则宗筋便要弛纵。带脉也不能收引，就使两足痿弱不用。治疗当根据发病于何脏而补益其营（荥）穴，通利其经的腧穴。元气虚的用补法，热气盛的采用泻法，并调其逆气使之和顺，又根据筋脉骨肉受病的情况和脏腑所主当旺的月份，进行治疗，病就会痊愈了。（注）以其时受月：张志聪《诊要经终篇》："正月二月，人气在肝；三月四月，人气在脾；五月六月，人气在头；七月八月，人气在肺；九月十月，人气在心；十一月十二月，人气在肾。"

李东垣曰：暑月病甚，则传肾肝为痿厥。痿，乃四肢痿软。厥，乃四肢如火，或如冰。心烦，冲脉气逆上，甚则火逆，名曰厥逆。故痿厥二病，多相须也。经曰：下气不足，则痿厥心闷。宜以清燥去湿热之药，或生脉散合四苓散，加酒洗黄柏、知母，以泄其湿热。李濒湖曰：湿热成痿，乃不足中有余也，宜渗泄之药。若精血枯涸成痿，乃不足中之不足也，全要峻补之药。

【笺注】 暑月病甚，伤其肾肝而病痿厥者，则四肢痿冷，并心中烦躁，精血枯涸，乃不足之中不足也，全要峻补之药治之。若冲脉上逆，四肢如火，乃湿热成痿之证，宜以清燥去湿热之药治之，或用生脉散合四苓散加黄柏、知母以去湿热而坚阴。

《灵枢经》曰："胸气有街，腹气有街，头气有街，胫气有街。故气在头者，止之于脑；气在胸者，止之膺与背腧；气在腹者，止之背腧与冲脉于脐之左右之动脉；气在胫者，止之于气街与承山踝上以下。取此者，用毫针，先按在上，久应手乃刺而与之。所治者，头痛、眩仆，腹痛、中满暴胀，及有新积作痛……"

【笺注】《灵枢·卫气》中说，胸有胸的气街，腹有腹的气街，头有头的气街，胫有胫的气街。所以气在头部者，聚留于脑。(《类经》云："诸髓者，皆属于脑，乃至高之气所聚，此头之气街也。"至高指百会穴。）气在胸中的，聚留在胸两侧之膺部或背部的腧穴（膈膜以上部分)。(《类经》云："胸之两旁为膺，气在胸之前者止于膺，谓阳明、少阳经分也；胸之后者，在背腧，谓自十一椎膈膜以上与足太阳经诸脏之腧，皆为胸之气街也。"）气在腹中的，聚留在背部腧穴和冲脉在脐左右两旁的动脉处（即肓俞、天枢等穴）。气在小腿部分的，聚留于足阳明胃经的气街穴，与足太阳经承山穴及足踝上下等处。凡取这些部位治病时，要用毫针，并必须先用手较长时间按压所刺部位，体察气的反应，然后刺而治之。刺这些部位所治疗的证候是：头痛、眩晕、昏仆、腹痛、中满、急暴而剧烈的膜胀，以及积聚初起。若积痛按之其积移动者，容易治疗；若积聚有形而不疼痛，则难于治疗。

《素问·举痛论》曰："寒气客于冲脉，冲脉起于关元，循腹直上。寒气客则脉不通，脉不通则气因之，故喘动应手。"

【笺注】 寒气侵入了冲脉，冲脉起始于关元穴处，循腹上行。若寒邪侵入，则冲脉的血脉不得畅通，血脉不通，则气也随之不通，气上冲逆，所以循按其腹部可以觉得搏动应手。

王叔和《脉经》曰："两手脉浮之俱有阳，沉之俱有阴，阴阳皆盛，此冲、督之脉也。冲、督之脉，为十二经之道路也。冲、督用事，则十二经不复朝于寸口，其人若恍惚狂痴。”

又曰：“脉来中央坚实，径至关者，冲脉也。动苦少腹痛上抢心，有瘕疝、遗尿、胁支满烦，女子绝孕。”

又曰：“尺寸俱牢，直上直下，此乃冲脉，胸中有寒疝也。”

【笺注】 两手脉浮之而有力，沉之而有力，阴阳两脉俱盛大，此冲脉与督脉阴阳皆盛之为病。冲、督之脉为十二经之通衢也。督脉盛则阳气盛，则发为狂痴之病；冲脉盛则发为恍惚之病。脉来中央实至关部，此亦冲脉之病也。冲脉上而直行，盛则少腹痛而抢心，并有瘕疝、遗溺、胁支满烦，女子不孕之证。又说：尺脉、寸脉俱牢，此乃冲脉为病。《诊家正眼》谓：“牢主坚积，病在乎内（冲脉）。左寸之牢，伏梁为病；右寸之牢，息贲可定。左关之牢，肝家血积；右关见牢，阴寒痞癖。左尺牢形，奔豚为患；右尺牢形，疝瘕痛甚。”此乃“冲脉有寒疝也”。

张仲景《伤寒》动气在右，不可发汗，汗之则衄而渴，心苦烦，饮水即吐；不可下，下之则津液内竭，头眩、咽燥、鼻干、心悸。（先与五苓散，次以竹叶汤）

【笺注】 动气，即气筑筑然而跳动。动气在右，不可用发汗的办法。如果错用了发汗，就容易产生鼻衄、口渴、心中烦闷，饮水下去，随即吐出。这是肺气虚弱，误汗后的变证。《伤寒论》说：“肝内证，脐左有动气。心内证，脐上有动气。脾内证，当脐有动气。肺内证，脐右有动气。肾内证，脐下有动气。”可知动气就是脏气之动。本条动气在右，乃肺气虚证。肺开窍于鼻，肺病则治节不利，误汗更伤其气，气虚不能帅血，血溢妄行则衄；汗出亡津，故渴而心烦。肺气不能通调水道，所以饮水即吐。方用五苓散，次用竹叶汤。脐右动，不可攻下，如果误用攻下，则更伤其津液，因而会引起咽喉和鼻中干燥，头眩晕，心悸；肺伤之后，则津液之化源告竭，而成燥证。

动气在左，不可发汗，汗之则头眩，汗不止，筋惕肉瞤，此为难治（或先用防风白术牡蛎汤，次用小建中汤）；不可下，下之则腹里拘急不止，动气反剧，身虽有热反欲拳（先服甘草干姜汤，次服小建中汤）。

【笺注】 动气在脐之左边，不可用发汗法，如果误汗，容易产生头目眩晕、汗出不止、筋肉跳动的症状。此乃肝气虚。肝为风木之脏，藏血而主筋，误汗则使肝气更虚，虚风上扰，就会产生头目眩晕。如汗不止，就会出现“诸风掉眩，皆属于肝”的病理机转，肝血既已虚弱，误汗则阴液益亏，无以荣筋濡肉，所以筋惕肉瞤（先服防风白术牡蛎汤，次服小建中汤）。动气在脐的左边，不可攻下，攻下则腹中拘急，食不下，动气更加厉害，虽然身上有热（这是真虚假实），但是喜欢蜷卧。这是肝气虚，不可用下法。此病原属肝虚，再误下，即伤中气，致使肝气更逆，木横克土，所以食不下，腹内拘急，而动气更剧。虚而得下，则正气益伤，出现真虚假实的现象，故身虽有热，而卧则欲蜷曲了（先服甘草干姜汤，次服小建中汤）。

动气在上，不可发汗，汗之则气上冲，正在心端（李根汤）；不可下，下之则掌握，热烦、身热、汗泄，欲水自灌（竹叶汤）。

【笺注】 动气发自脐的上面，知系心气虚弱，当然不可发汗，误用之，则使心阳更虚，肾水上凌于心，故气上冲而直抵心端。这是肾水凌心，非《金匮要略》之方，乃《圣济总录》之竹叶汤，旨在温肾安冲。更不可攻下，误下之后，阴液损伤，心火必炽盛，所以掌心烦热，热汗自泄，身上浮冷；这是因为内热既甚，体表之热随汗外泄，故并不发热而似发冷，但决不是怕冷，而是因为内热甚而又汗泄太过，导致津液严重受损，所以欲得水自灌。

动气在下，不可发汗，汗之则无汗，心中大烦，骨节疼，头痛目运，恶寒吐谷（先服大陈皮汤，次服小建中汤）；不可下，下之则腹满，卒起头眩，食则下清谷，心下痞坚（甘草泻心汤）。

【笺注】 肾为阴中之阴，位居下焦。脐下有动气，是肾气虚。肾虚之证不可发汗。肾者主水，为闭蛰封藏之本，其经少血，所以虽用发汗药，亦不得汗出，但究由于药不对证，使肾气益虚，水亏不能上交于心，心火无制，故而心中大烦。肾主骨，肾气虚，故骨节苦痛。头目眩晕乃精气不能上承，瞳子无荣所致。肾阳不足则恶寒，火气不足，不能生土，则食即呕吐。这种变证，都是由于肾气虚弱，误用发汗所致。误下之后，伤及肾阳，阴寒之气上逆，故腹部胀满而心下痞塞。头为诸阳之会，肾阳虚，故卒起之时，头则眩晕。火衰于下，不能腐熟水谷，所以食则下清谷。

李濒湖曰：此乃脐之左右上下，有气筑筑然牢而痛，正冲、任、足少阴、太阴四经病也。成无己注文，以为左肝右肺，上心下脾，盖未审四脏乃兼邪耳。

岐伯曰：海有东西南北，人亦有四海以应之。胃者水谷之海，其输上在气街，下至三里；冲脉为十二经之海，其输上在于大杼，下出于巨虚之上下廉；膻中者为气之海，其输上在于柱骨之上下，前在人迎；脑为髓之海，其输上在于盖，下在风府。气海有余，气满胸中悗息、面赤；气海不足，则气少不足以言。血海有余，则常想其身大，怫然不知其病；血海不足，亦常想其身小，狭然不知其所病。水谷之海有余，则腹满；水谷之海不足，则饥不受食。髓海有余，则轻劲多力，自过其度；髓海不足，则脑转耳鸣，胫酸眩冒，目无所见，懈怠安卧。

【笺注】 海有东西南北，命曰四海，人亦有四海，即髓海、血海、气海、水谷之海。胃者为水谷之海，主受纳、腐熟水谷，为气血生化的大源，其经脉的流注主要在气街，下在于足三里之穴。冲脉为精血所聚之处，能调节十二经的气血。《类经》说："血海者，言受纳诸经之灌注，精血于此而蓄藏也。"冲脉为十二经之海，其气流注的部位，上达足太阳的大杼穴，下出于足阳明胃经之上巨虚与下巨虚。膻中者为气海。膻中，此处指胸中而言。《类经》说："膻中，胸中也，肺之所居，诸气者，皆属于肺，是为真气，亦曰宗气。宗气积于胸中，出于喉咙，以贯心脉而行呼吸，故膻中为之气海。"其气流注的部位，上至柱骨以上的哑门穴和柱骨以下的大椎骨，前在足阳明经的人迎穴。脑为髓海，其气流注的部位，上在脑盖的百会穴，下在督脉的风府穴。气海的邪气有余，就会气满于胸中，烦闷而喘息，面部色赤；气海的正气不足，就会声音低怯而无气力。血海的邪气有余，就会经常觉得身体庞大，郁闷而不舒适，但又说不出病在何处；血海的正气不足，经常觉得身体狭小，也察觉不出病在何处。水谷之海的邪气有余，则饮食之物停滞不下，腹中胀满不已；水谷之海的正气不足，则虽感觉饥饿，却又不愿进食。髓海正常，则身体轻劲有气力，并能长寿；髓海不足，就会觉得头旋耳鸣，两腿酸懒，眩晕，甚者视力减退，看不清东西，周身懈怠，没有力气，常常喜安卧。

冲脉穴图

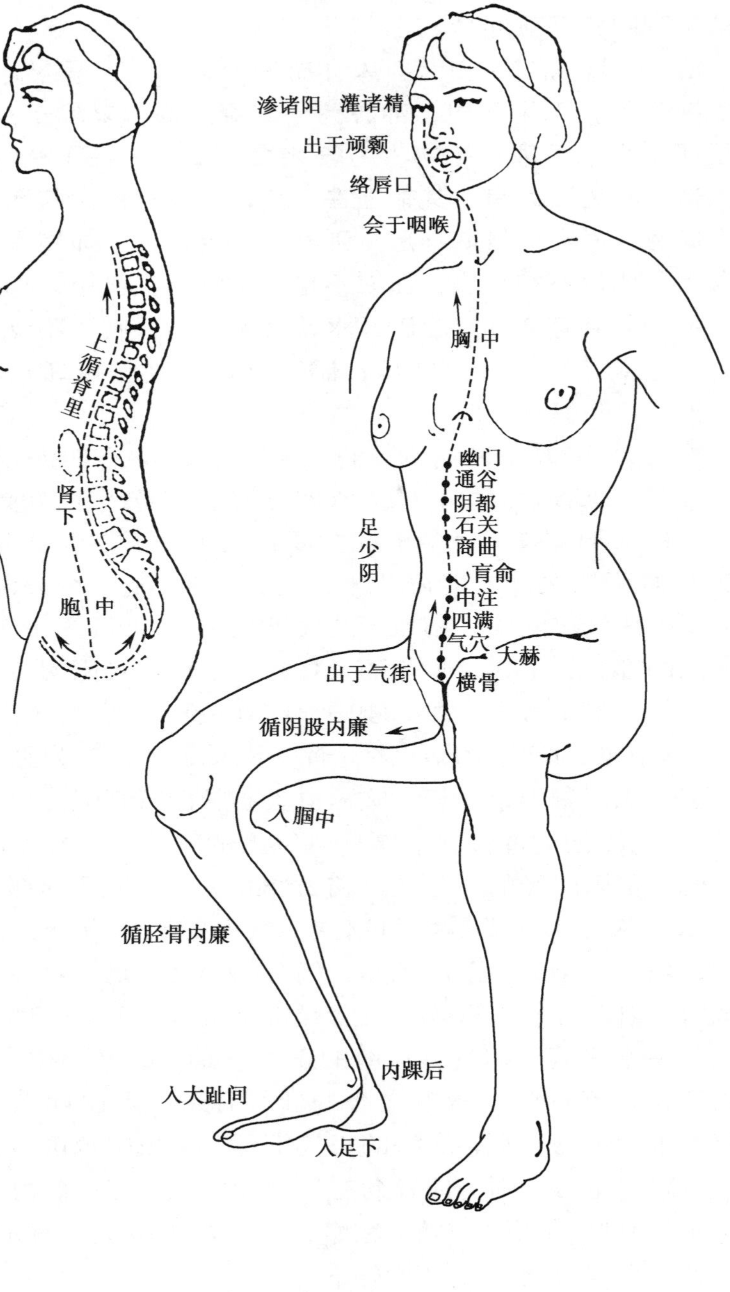

渗诸阳 灌诸精
出于颃颡
络唇口
会于咽喉
胸中
上循脊里
肾下
胞中
幽门
通谷
阴都
石关
商曲
肓俞
中注
四满
气穴
大赫
横骨
足少阴
出于气街
循阴股内廉
入腘中
循胫骨内廉
内踝后
入大趾间
入足下

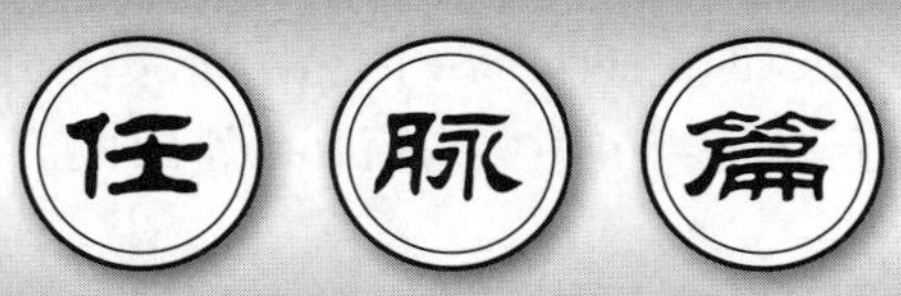

任脉篇

任 脉

任为阴脉之海，其脉起于中极之下，少腹之内，会阴之分（在两阴之间），上行而外出，循曲骨（横骨上毛际陷中），上毛际，至中极（脐下四寸，膀胱之募），同足厥阴、太阴、少阴并行腹里，循关元（脐下三寸，小肠之募，三阴任脉之会），历石门（即丹田，一名命门，在脐下二寸，三焦募也）、气海（脐下一寸半宛宛中，男子生气之海），会足少阴、冲脉于阴交（脐下一寸，当膀胱上口，三焦之募），循神阙（脐中央）、水分（脐上一寸，当小肠下口），会足太阴于下脘（脐上二寸，当胃下口），历建里（脐上三寸），会手太阳、少阳、足阳明于中脘（脐上四寸，胃之募也），上上脘（脐上五寸）、巨阙（鸠尾下一寸，心之募也）、鸠尾（蔽骨下五分）、中庭（膻中下一寸六分陷中）、膻中（玉堂下一寸六分，直两乳中间）、玉堂（紫宫下一寸六分）、紫宫（华盖下一寸六分）、华盖（璇玑下一寸）、璇玑（天突下一寸）。上喉咙，会阴维于天突、廉泉（天突在结喉下四寸宛宛中；廉泉在结喉上，舌下，中央）。上颐，循承浆，与手足阳明、督脉会（唇下陷中）。环唇上，至下龈交，复出分行，循面，系两目下之中央，至承泣而终（目下七分，直瞳子陷中，二穴）。凡二十七穴。《难经》、《甲乙经》并无“循面”以下之说。

【笺注】 陈璧琉《难经白话解》谓：“任脉的循行径路，也不只是胸腹部正中线的一条。根据《素问·骨空论》、《灵枢·经脉》、

《灵枢·五音五味》以及《奇经八脉考》的记载，任脉的循行共有三条径路，其中行于胸腹部的有两条：①起于少腹部中极穴的下面，沿胸腹正中线直上至咽喉，再上颐，循面入目；②从鸠尾穴处分出，散布于腹部。但另有一条却是由背部转出于腰部，开始时起于胞中，贯脊，上循背部正中，其浮而外出的，循腹右上行会于咽喉，别而络口唇。”

任脉交会穴图

承泣——与足阳明会
龈交——与督脉会
承浆——足阳明会
廉泉、天突——阴维会
上脘、中脘——足阳明、手太阳会
下脘——足太阳会
阴交——冲脉会
关元、中极——足三阴会
曲骨——足厥阴会
会阴——督脉、冲脉会
↑　↑
任脉——交会

任脉之别络，名曰尾翳，下鸠尾，散于腹，实则肤皮痛，虚则痒搔。

【笺注】 任脉的别络，名曰尾翳。尾翳又名屏翳，其脉在下会阴部至鸠尾，散布于大腹，经气实则腹皮痛，虚则血虚而腹皮瘙痒。

《灵枢经》曰：“缺盆之中任脉也，名曰天突。”其侧动脉人迎，足阳明也。

【笺注】 左右两缺盆之间的正中线，是任脉陷中的天突穴，上行距正中旁开第一行，而任脉旁动脉应手处，属足阳明胃经的人迎穴。

任脉为病

《素问》曰：任脉为病，男子内结七疝，女子带下瘕聚。

【笺注】任脉的病变，在男子则腹结为七疝，在女子则带下积聚。《难经·二十九难》云："任之为病，其内苦结，男子为七疝，女子为瘕聚。"七疝：即冲疝、狐疝、㿗疝、厥疝、瘕疝、㿉疝、㿗疝、癃疝。"瘕"有假的含义，言假借他物而形成。"聚"是积聚。"瘕聚"是指结聚的疾病。

又曰：女子"二七而天癸至，任脉通，太冲脉盛，月事以时下"，"七七任脉虚，太冲脉衰，天癸竭，地道不通，故形坏而无子。"

【笺注】女子到了十四岁，天癸发育成熟，任脉通畅，太冲脉旺盛，月经按时而来，所以开始有了生育能力。太冲实指冲脉而言。女子到了四十九岁，任脉空虚，太冲脉衰少，天癸竭尽，月经绝止，形体也衰败了，不能再有生育了。

又曰："上气有音者，治在缺盆中（谓天突穴也，阴维、任脉之会，刺一寸，灸三壮）。"

【笺注】如果患者气上逆而呼吸有声音，应当治其喉部中央的天突穴。天突穴在两缺盆中央。如果有逆气上冲喉部的，应治其上行挟颐的人迎穴了。

《脉经》曰：寸口，脉来紧细实，长至关者，任脉也。动苦少腹绕脐，下引横骨、阴中切痛，取关元治之。

【笺注】任脉为阴脉之海，亦主营阴。脉来紧细实，紧似弦脉之象，挺急而劲，其病可见少腹绕脐作痛，下引横骨、阴中切痛，应取关元穴治疗。关元穴乃人身阴阳元气交关之处，此处为下玄关，古时"玄"与"元"通；所治之证多为有关身体虚弱方面的病证，如遗精、阳痿、尿频、癃闭、少腹痛、绕脐痛、阴中疼痛，以及女子月经不调诸证。

又曰："横寸口边，脉丸丸者，任脉也。苦胸中有气如指，上抢心不得俯仰，拘急。"

【笺注】任脉为阴脉所聚。任脉横于寸口，乃任脉搏搏而动，挺长于寸口，此必任脉结实，故苦腹中有气如指上抢心，胸腹拘急而不得俯仰。

任脉穴图

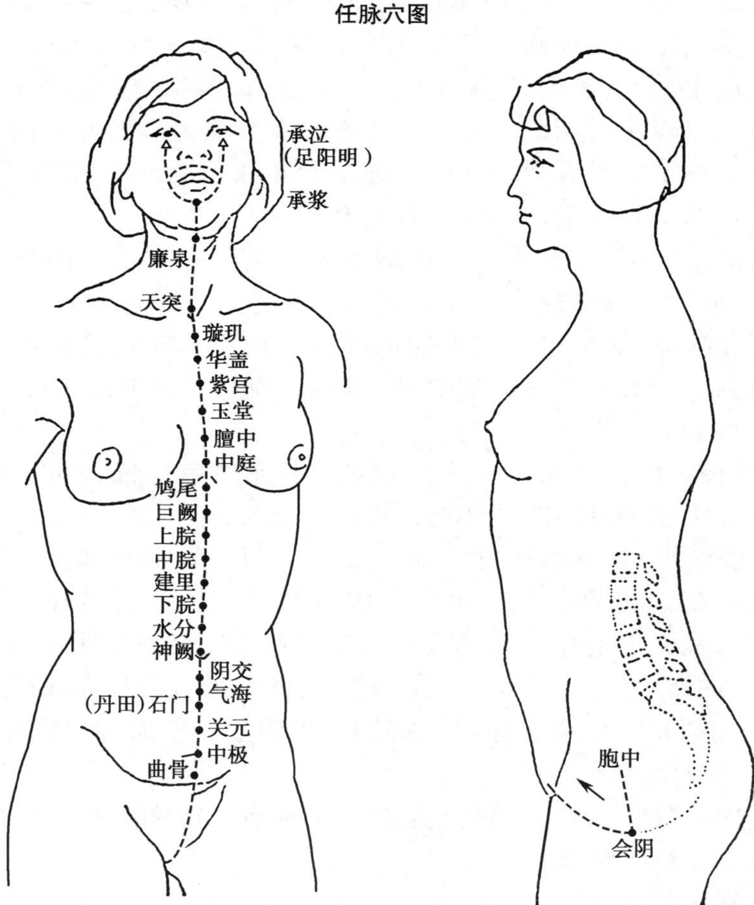
承泣
(足阳明)
承浆
廉泉
天突
璇玑
华盖
紫宫
玉堂
膻中
中庭
鸠尾
巨阙
上脘
中脘
建里
下脘
水分
神阙
阴交
气海
(丹田)石门
关元
中极
曲骨
胞中
会阴

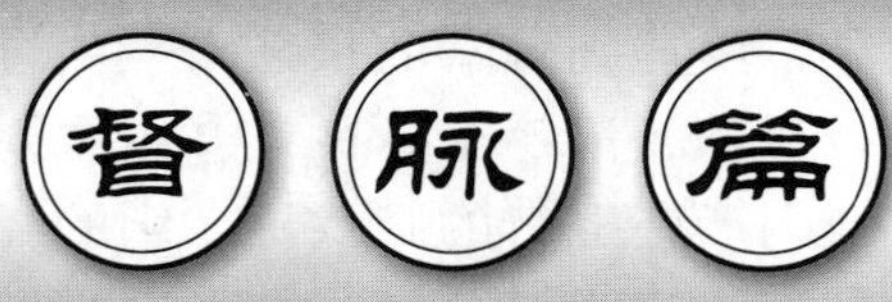

督脉篇

督 脉

督乃阳脉之海，其脉起于肾下胞中，至于少腹，乃下行于腰、横骨围之中央，系溺孔之端，男子循茎下至篡；女子络阴器，合篡间，俱绕篡后屏翳穴（前阴、后阴之间也）。别绕臀至少阴，与太阳中络者合，少阴上股内廉，由会阳（在阴尾尻骨两旁，凡二穴）贯脊，会于长强穴。在骶骨端与少阴会，并脊里上行。历腰腧（二十一椎下）、阳关（十六椎下）、命门（十四椎下）、悬枢（十三椎下）、脊中（十一椎下）、中枢（十椎下）、筋缩（九椎下）、至阳（七椎下）、灵台（六椎下）、神道（五椎下）、身柱（三椎下）、陶道（大椎下）、大椎（一椎下），与手足三阳会合，上哑门（项后入发际五分），会阳维，入系舌本。上至风府（项后入发际一寸，大筋内，宛宛中），会足太阳、阳维同入脑中。循脑户（在枕骨上）、强间（百会后三寸）、后顶（百会后一寸半），上巅，历百会（顶中央旋毛中）、前顶（百会前，一寸半）、囟会（百会前三寸，即囟门）、上星（囟会前一寸），至神庭（囟会前二寸，直鼻上，入发际五分），为足太阳、督脉之会。循额中至鼻柱，经素髎（鼻准头也）、水沟（即人中）会手足阳明，至兑端（在唇上端），入龈交（上齿缝中），与任脉、足阳明交会而终。凡三十一穴。

【笺注】 陈璧琉谓："督脉的循行，一般都以在脊部的贯脊络脑，下额至鼻柱的这一条通路为主，但根据《素问·骨空论》、《灵枢·经脉》、《甲乙经》及《奇经八脉考》的记载，它的循行路线，包括各支脉在内共有四条，其中二条都自背部由下而上，另一条是由脑部循脊旁下行至腰，还有一条是行于腹部，由少腹直上，入喉。这四条径路的具体分布情况，简要地说：①起于少腹胞中，下抵阴器，到会阴部，经尾闾骨端的长强穴，由脊上行，至项后风府穴处，入脑，上行巅顶，沿额至鼻柱；②由尾闾骨端分出，斜绕臀部，与足少阴从股内后廉上行的脉及足太阳的经脉相会合，再回过来贯脊入属肾脏；③从目内眦上行，上额交巅上入络脑的正中，再分别下颈项，循脊旁下行至腰中，入络肾脏；④由少腹胞中直上，贯脐中央，上贯心、入喉，上颐环唇，上系目下之中央。”

督脉交会穴图

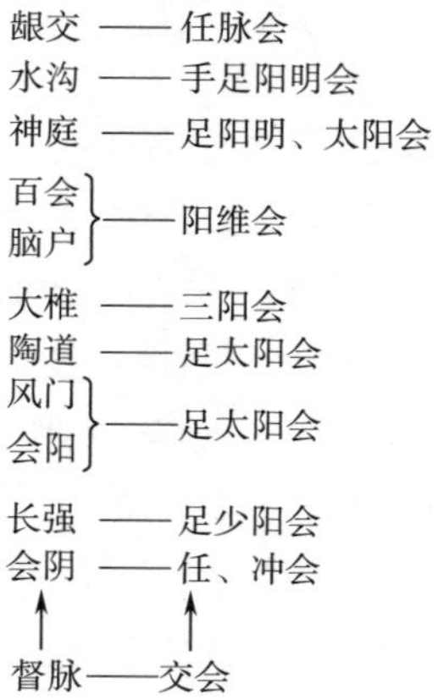

龈交 —— 任脉会
水沟 —— 手足阳明会
神庭 —— 足阳明、太阳会
百会、脑户 —— 阳维会
大椎 —— 三阳会
陶道 —— 足太阳会
风门、会阳 —— 足太阳会
长强 —— 足少阳会
会阴 —— 任、冲会
↑　　↑
督脉——交会

督脉别络，自长强走任脉者，由少腹直上，贯脐中央，上贯心，入喉，上颐，环唇，上系两目之下中央，会太阳于目眦睛明穴。上额与足厥阴同会于巅。入络于脑，又别自脑下项，循肩胛，与手足太阳、少阳会于大杼，内挟脊、抵腰中，入循膂络肾。

【笺注】 督脉之别，自长强向前走腹为任脉，直上贯脐中央，上贯于心而入喉，上颐，环口唇，上系两目之下中央，会于承泣穴，再向上会于太阳经于目内眦的睛明穴，再上额，与厥阴同会于巅顶，入络于脑。又别自脑下项循肩胛会手足太阳、少阳于太阳经之大杼穴，挟脊抵腰中，再循膂络于肾。

《难经》曰：“督脉、任脉四尺五寸……合共九尺。”

《灵枢经》曰：“颈中央之脉，督脉也，名曰风府。”

张洁古曰：督者都也，为阳脉之都纲。任者妊也，为阴脉之妊养。

【笺注】《难经》曰："督脉、任脉各长四尺五寸，二四八尺，二五一尺，合九尺。"颈中央之脉，为督脉之经，这里的这个穴，名为风府穴。督脉、任脉均为奇经八脉。督脉总督诸阳之经，为阳脉之海，故名为督；任脉能主任诸阴经，为诸阴之海，女子尤赖此以妊养，故名为任。

王海藏曰：阴跷、阳跷同起于跟中，乃气并而相连；任脉、督脉同起于中极之下，及水沟而相接。

【笺注】阴跷、阳跷同起于跟中，其中阴跷起于跟中之照海，阳跷起于跟中之申脉。阴跷上至睛明穴，阳跷上至目眦，亦交会于睛明。二者是"行走之机要，动足之所由"，从足至目又表现在目的开合，清醒与睡眠，都关系着人之脑。其气并行而实则相连属。任、督二脉均起于会阴，督脉循行于身后之背部，任脉循行于身前之腹部。

滑伯仁曰："任督二脉，一源而二歧，一行于身之前，一行于身之后。人身之有任、督，犹天地之有子、午，可以分可以合，分之以见阴阳之不离，合之以见浑沦之无间，一而二、二而一者也。"

【笺注】督脉和任脉首尾相连，实际上就是一条大的经脉，所谓"一而二、二而一"也。行于身背部，属阳的一段称为督脉；行于身前胸腹，属阴的一段称为任脉。故谓之"分之以见阴阳之不离，合之以见浑沦之无间"。

李濒湖曰：任、督二脉，人身之子、午也。乃丹家阳火阴符升降之道，坎水离火交媾之乡。故魏伯阳《参同契》云："上闭则称有，下闭则称无，无者以奉上，上有神德居，此两孔穴法，金气亦相须。"崔希范《天元入药镜》云："上鹊桥，下鹊桥，天应星，地应潮；归根窍，复命关，贯尾闾，通泥丸。"《大道三章直指》云："修丹之士，身中一窍，名曰玄牝。正在乾之下、坤之上、震之西、兑之东、坎离交媾之地，在人身天地之正中，八脉、九窍、十二经、十五络联辏，虚间一穴，空悬黍珠。医书谓之任、督二脉。此元气之所由生，真息之所由起，修丹之士，不明此窍，则真息不生，神化无基也。"俞琰注《参同契》云："人身血气，往来循环，昼夜不停，医书有任、督二脉，人能通此二脉，则百脉皆通。"《黄庭经》言："皆在心内运天经，昼夜存之自长生。"天经乃吾身之黄道，呼吸往来于此也。鹿运尾闾，能通督脉；龟纳鼻息，能通任脉，故二物皆长寿。此数说，皆丹家河车妙旨也。而药物火候，自有别传。

【笺注】 李时珍的以上之论画龙点睛（故意黑字标出），将医学与丹道的共同点阐述了出来。两种学说的融合，对于中医学的发展，尤其是对奇经八脉学说的认识和发展大有裨益。王罗珍等的《奇经八脉考校注》中的几条校注也集中阐述了"丹道"与医学的密切关系。今把王罗珍先生的校注收于此处，以裨益于读者，其云："《参同契》上卷'金气'原作'有无'。俞琰《参同契发挥》注：'有无亦相须者，是不闭则火不聚，上不闭则药不升也。'又云：崔希范《入药镜》前后分二段。前段王道渊注：'人身夹脊比天之银河也。银河相隔，而有灵鹊作桥，故有鹊桥之说。人之舌言鹊桥也。凡作丹之时，以黄婆（脾意）引婴儿（肾精）上升泥丸（脑）与姹女（心神）交会，名曰上鹊桥也……从泥丸而降，故曰下鹊桥也。黄婆、婴儿、姹女非真有也，乃譬喻之说，无出乎身、心、意三者而已。'后段王道渊注：'复命之道，必有三关而转……精化为气……从尾闾徐徐提起，直上泥丸交媾，炼气化神，神居泥丸为本宫……《道德经》云："归根曰静，静曰复命。"其说是矣。元代陈希白《规中指南》："玄牝条有此片段，文字略异，乾、坤、震、兑，意指南、北、东、西之中，指丹田所在。"《黄庭内景经》心神章，诗云：心神丹元字守灵，肺神皓华字虚成，肝神龙烟字含明，翳郁导烟主浊清，肾神玄冥字育婴，脾神长在字魂停，胆神龙曜字威明，六腑五脏神体精，皆在体内运天经，昼夜存之自长生。"

王海藏曰：张平叔言铅乃北方正气，一点初生之真阳，为丹母，其虫为龟，即坎之二阴也，地轴也。一阳为蛇，天根也。阳生于子脏之命门，元气之所系，出入于此，其用在脐下，为天地之根，玄牝之门，通厥阴，分三歧为三车，一念之非，降而为漏，一念之是，守而成铅。升而接离，补而成乾，阴归阳化，是以还元。至虚至静，道法自然，飞升而仙。

【笺注】 王罗珍、李鼎"校注"谓：张平叔，名伯端，宋代道家，著有《悟真篇》等。其中多以"铅"、"汞"等名来解释"内丹"。所说"铅"指肾精，又比拟作"坎水"；"汞"指心神，又比拟作"离火"。两者相互结合。《悟真外篇》说："真丹生于坎，其用在离宫；真汞生于离，其用在坎。"各道家著作还有各种对比的说法，列表如下：

铅	婴儿	龙	坎中一点真阳	黄芽	肾精
汞	姹女	虎	离中一点真阴	甘露	心神

“北方正气”即肾气。《钟吕传道集》论铅汞说：“铅者，肾中所生元阳气，气中有真一之水”；“汞者，心液之中正阳之气是也。”肾精为一身之本，故称“丹母”、“龟”、“蛇”，也是用以比拟阴阳、水火、肾精和心神之用。《悟真篇》西江月调有说：“牛女情缘道合，龟蛇类禀天然。”《难经》称“脐下肾间动气”为“十二经之根本”。道家著作又说成是“天地之根”、“玄牝之门”。此处下通足厥阴经，后为督脉，前为任脉，中为冲脉，顺行为生育，逆行则养生。所说“升而接离，补而成乾”即指由心神的导引，上达头部，炼就纯阳之气而“还元”。

督脉为病

《素问·骨空论》云：“督脉生疾，从少腹上冲心而痛，不得前后，为冲疝，女子为不孕、癃痔、遗溺、嗌干……治在骨上，甚者在脐下营。”

【笺注】 督脉生病指督脉行于腹部的部分，其气上冲而疼痛，不得大小便，称为冲疝。督脉和任脉、冲脉并起于胞中，所以在女子就不能怀孕，或为小便不利而癃，或痔疮，或遗尿，或咽中干等。督脉有病治督脉，这时可以刺耻骨上的曲骨穴，重则刺脐下的阴交穴。曲骨穴在耻骨上缘，凹曲处，主治虚冷失精，五脏寒弱诸证，以及子宫、精室、膀胱诸病，多取用之。阴交穴为冲、任、肾三经之交会穴，冲脉循足少阴上行，至本穴相平处，由任脉交叉互过，仍循肾脉上行，以至膈下，其上行冲贯之力尚不只膈下而止。女子至乳而乳房发达，男子至口而生髭须。因冲、任、肾俱为阴经，故名阴交。三脉交会，治此三脉发病腹部者，均可取之。脐下营指关元穴，可针，多用灸法。

《素问》曰：“督脉……实则脊强反折；虚则头重高摇之，挟脊之有过者，取之所别也。”

【笺注】《素问·骨空论》言督脉总一身之阳而行于背，如果发生病变，属实的会引起脊柱强直反折的症状；属虚的则头脑沉重、摇晃不宁，这种症状是由于挟脊之络脉病变引起的。督脉的别行络脉，名为长强，在治病时，可取此穴。

秦越人《难经》曰："督脉为病，脊强而厥。"

【笺注】 督脉发病，会脊部强直，甚者会发生昏厥。

王海藏曰：此病宜用羌活、独活、防风、荆芥、细辛、藁本、黄连、大黄、附子、乌头、苍耳之类。

【笺注】 督脉病风寒湿痹之痛，治当辛温发散、活络止痛。方中羌活、独活以发汗、化痰，祛风、搜风、化湿以止痛；荆芥、防风、细辛以发汗、化痰、通络，亦为止痛之品；藁本、苍耳子可达于巅顶，治大寒犯脑，因此二药有内通骨髓之功；附子、乌头行督脉之阳气以疗风寒湿痹，并有通达十二经腧之功；黄连、大黄苦寒，用于大队温阳药之中，有中和之力。李时珍指出："一冷一热，阴阳相济，最得制方之妙，而无偏胜之害。"

张仲景《金匮》云：脊强者，五痓之总名。其证卒口噤，背反张而瘛疭。诸药不已，可灸身柱、大椎、陶道穴。又曰：痓家脉，筑筑而弦直上下行。

【笺注】 痓乃痉字之误。《金匮要略·痉湿暍病脉证》云："病者身热足寒，颈项强急，恶寒，时头热，面赤目赤，独头动摇，卒口噤，背反张者，痉病也"。此是论述痉病的主症。这里所说的痉病，是风邪引起的督脉、太阳、阳明之痉病。《素问·至真要大论》云："诸暴强直，皆属于风。"督脉与太阳之经主表卫，其脉自巅下项，行脊背正中与两旁。邪在督脉太阳之经，故发热恶寒，而见项背强直。痉属督脉与太阳经之疾，督、太二脉挟口而行于面，故病见面赤目赤、卒口噤、颈部强直拘急的病候。风为阳邪，上行而主动，所以头热足寒、独头动摇，这些病状都是痉病的主要症状。其脉按之紧，如弦直上下行。必须指出，这种紧弦按之才有感觉，也就是沉紧，它与太阳伤寒的浮紧不同。治疗可灸身柱、大椎、陶道。身柱穴：本穴承神道之气，循督脉而上行，正而且直，故名身柱；主治脑力不足而眩晕，中气不足而喘息，心脑衰减而癫痫，大气下陷而脱肛，督脉气虚而不举；灸之使督脉之气以得充，其脉直行，功同抵柱；督脉之证，均可采用本穴以治之。大椎穴：穴在第七颈椎下，此椎为诸椎之长，为"脊部大腧，在杼骨之端"；

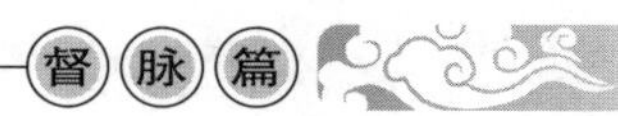

背属阳，本穴为阳中之阳，有调益阳气之功。陶道穴：与任脉之璇玑前后相应，璇玑乃北辰之枢，比喻督脉之气直上；本穴缘身柱上巅、下额、循鼻入齿，衔接任脉；主治眩晕，痎疾，时疫，感冒，发热恶寒，四肢无力，百节酸痛，烦满，瘈疭，癫痫等。

王叔和《脉经》曰：尺寸俱浮，直上直下，此为督脉。腰背强痛，不得俯仰，大人癫病，小儿风痫。又曰：脉来中央浮，直上下动者，督脉也。动苦腰背膝寒，大人癫，小儿痫，宜灸顶上三壮。

【笺注】 督脉为阳脉之海，分布位置主要在背之中央，对于两旁的经脉起着统率的作用。王冰说："所以谓督脉者，以其督领经脉之海也。"督脉循行脊柱，上属于脑，其病多属脑脊病变。《素问·骨空论》云："督脉为病，脊强反折。"《灵枢·经脉》云："实则脊强，虚则头重。"脑为髓之海，髓海的病证也可以属于督脉。《灵枢·海论》云："髓海有余，则轻劲多力，自过其度；髓海不足，则脑转耳鸣，胫酸眩冒，目无所见，懈怠安卧。"督脉上即属于脑，下又属于肾。督脉的通路主要是肾与脑的通路。肾藏精，脑主髓，所以对于督脉的辨证与治疗也多从填精补髓入手。它们所表现的脉象"尺寸俱浮，直上直下"、"脉来中央浮，直上下动"都是属于督脉的病变，也可以说成是脑的病变，所以有"大人癫，小儿痫"及"腰背强痛，不得俯仰"的症状。"宜灸顶上三壮"即灸百会穴。百会穴在人头至高处中央，手足三阳与督脉之会穴，故说头为诸阳之会。道藏云："天脑者，一身之宗，百神之会，故其名曰'百会'"。本穴处人身最上，四围各穴，罗布有序，大有百脉朝宗之义。针灸家治脑神之病，多取此穴，热则针之以泻其热，寒则灸之以温其经。

《素问·风论》曰："风气循风府而上，则为脑风。风入系头，则为目风、眼寒。"

【笺注】 风府穴为督脉、阳维脉之会穴，循风府穴而上行即是脑户穴，脑户穴亦为督脉与太阳经之会穴，所以风邪侵入风府而上，则为脑痛的脑风证。足太阳之脉起于目内眦，所以风邪侵入头中之目系，则形成目痛羞涩而畏惧风寒的目风证。王冰注曰："自风府而上则脑户也。脑户者，督脉足太阳之会，故循风府而上则为脑风也。足太阳之脉者，起于目内眦……故风入系头，则为目风眼寒也。"

督脉穴图

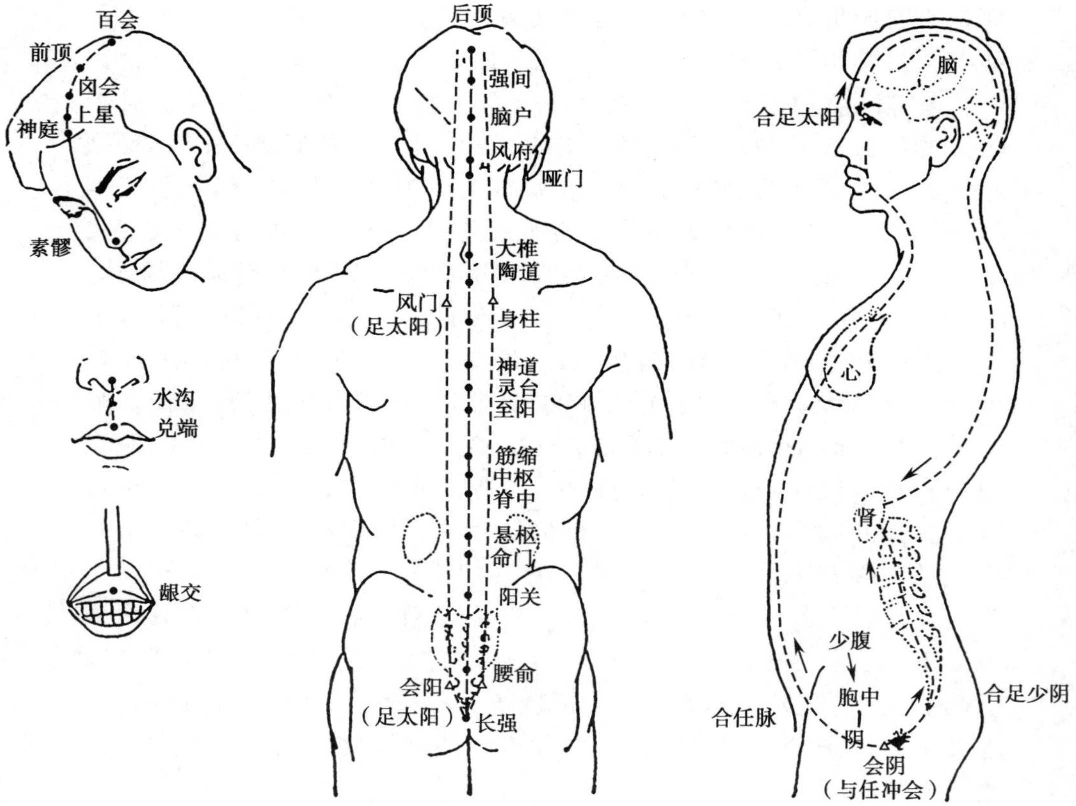

百会
前顶
囟会
上星
神庭
素髎
水沟
兑端
龈交

后顶
强间
脑户
风府
哑门
大椎
陶道
风门
（足太阳）
身柱
神道
灵台
至阳
筋缩
中枢
脊中
悬枢
命门
阳关
腰俞
会阳
（足太阳）
长强

脑
合足太阳
心
肾
少腹
胞中
阴
合任脉
会阴
（与任冲会）
合足少阴

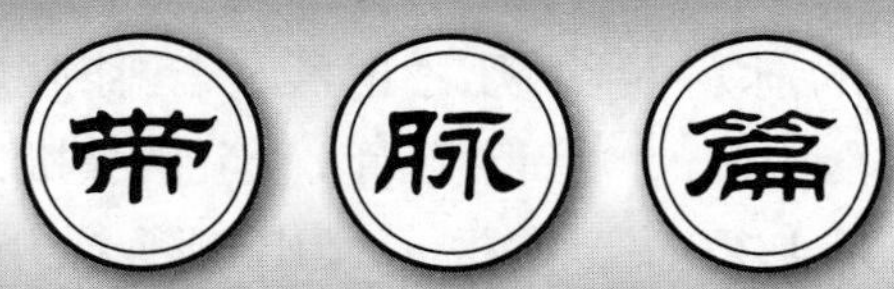

带脉篇

带 脉

带脉者，起于季胁足厥阴之章门穴，同足少阳循带脉穴（章门，足厥阴、少阳之会，在季肋骨端，肘尖尽处是穴；带脉穴，属足少阳经，在季胁下一寸八分陷中），围身一周，如束带然。又与足少阳会于五枢（带脉下三寸）、维道（章门下五寸三分）。凡八穴。

【笺注】 带脉发起于季胁部足厥阴经之章门穴，为足厥阴、足少阳之会穴。带脉穴在章门穴下一寸八分，与脐平。五枢穴（枢为致动之机）当人身长度之折中，带脉穴下三寸，当髂前上棘前，为少阳经穴，与带脉为会穴，名"五枢"即中枢之意。维道穴亦少阳经穴，与带脉穴为会穴，在五枢穴下五分。带脉穴、五枢穴、维道穴三穴，俱是少阳经之穴，都与带脉相会。带脉在人身体犹若约束诸经之带，故名带脉矣。

带脉交会穴图

维道——足少阳会
五枢——足少阳会
带脉——足少阳会
章门——足厥阴、少阳会
↑　　↑
带脉——交会

《灵枢经》曰："足少阴之正，至腘中，别走太阳而合，上至肾，当十四椎，出属带脉。"

【笺注】 这里所说的"正"与"别"，"正"指经脉，"别"指有经脉别出而行的脉。足少阴之正经，至膝腘窝中，而又别出一脉，与足太阳之脉相合，上行至肾，当十四椎之处，出而联属带脉。其直行的从肾上行系于舌根，又出于项合并于足太阳经脉，这是阴阳表里之合。诸阳之正经，均流入诸阴经而为之别，此皆为正经之离合。

杨氏曰："带脉总束诸脉，使不妄行，如人束带而前垂，故名。妇人恶露，随带脉而下，故谓之带下。"

【笺注】 带脉如腰带而约束诸脉，使各经不得妄引摇动；带脉之形，如腰带而至腹部则下垂，好像前面带上有物前垂下引而已。《说文》云："带，绅也……象系佩之形。"即指腰带前面好像有佩戴的金玉之物一样，所以这腰带前面就有下垂的样子。妇人恶露，随带脉而下，故谓之带下，此凡指妇女病而言。据张子和所论，还包括男子之生殖、泌尿病证，即小腹部男女生殖泌尿器官均为带脉所联系。所说的赤白带下、白淫、腰冷病、腹胀、水肿、疝气、下元虚冷等均属之。

带脉为病

秦越人曰：带之为病，腹满，腰溶溶如坐水中。

【笺注】 此言带脉为病之病态，腹部胀满，腰大部好像坐在水中，而感觉有畏冷湿重一样。张洁古云："带脉为病，太阴主之。"其腹满亦如《伤寒论》"太阴为病，腹满……"之形。脾主运化，运化无权，故带脉太阴多病腹满。腹满而腰部弛散无力，这种畏冷的形症，就是腰如坐水中。吕广云："带脉者，回带人之身体，病则其腹缓，故令腰溶溶也。"《素问·痿论》云："带脉不引，足痿不用。"可以看出带脉受到损伤，则会出现腰以下诸证，主要表现在小腹部及妇科病诸证。

《明堂》曰：带脉二穴，主腰腹纵，溶溶如囊水之状。妇人少腹痛，里急瘈疭，月事不调，赤白带下，可针六分，灸七壮。

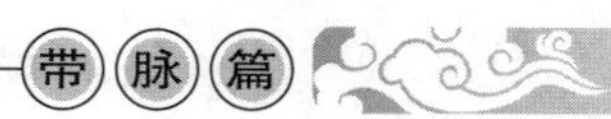

【笺注】《明堂》是历史上的一部针灸书。带脉穴，为少阳经之穴，与带脉交会。带脉失却了提携之力，而脏腑下垂，腰腹如囊水之状，可于带脉穴针六分、灸七壮，以收之引之。

张洁古曰：带脉之病，太阴主之，宜灸章门二穴，三壮。

【笺注】太阴指太阴脾。脾主湿，湿之盛衰，与带脉的寒湿与湿热相关，所以言"带脉之病，太阴主之"。唐容川云："肾着汤治带脉，以脾为主，女科以妇人带下，皆归于脾，良有以也。"灸章门穴，章门为脾之募穴。张式国说："章，障也。《礼记》云：'四面有章，犹之障碍也。'本穴治癥、瘕、疝、痁（音疝，古称疟疾），以及脏气郁结之证，灸之犹开四章之门，以通痞塞之气也，故称章门。"

《素问》曰：邪客于太阴之络，令人腰痛，引小腹控胁，不可以俯息。

【笺注】邪气客于太阴之络而腹满，腰部弛散无力并收少腹控于季胁下，侠胁两旁虚耎处而痛楚。

《素问》云：邪气客于足太阴脾经的络脉，就会发生腰痛，牵引到少腹和胁下部位，不能挺胸呼吸。这是由于太阴之络脉从髀合阳明上贯尻骨中，与厥阴少阳结于下髎，循尻骨内入腹，上络嗌，贯胸中。

张仲景曰：大病瘥后，腰以下有水气，牡蛎泽泻散主之。若不已，灸章门穴。

【笺注】大病瘥后，若下焦气化失常，湿热壅滞，膀胱不泻，故从腰以下积水为肿。此属有余之邪，脉来沉数有力，必二便不利，方可用排水之剂。

牡蛎泽泻散方：牡蛎（炒）、泽泻、蜀漆（暖水洗去腥）、葶苈子（炒）、商陆根（炒）、海藻（洗去咸）、瓜蒌根各等分。

上七味，各捣，下筛为散，更于臼中治之，白饮和服 3 ~ 5g，日三次，小便利，止后服。其方牡蛎软坚行水，泽泻渗湿利水，蜀漆祛痰逐水，葶苈子宣肺利水，商陆、海藻专于利下行水，共使水邪从小便出；瓜蒌根止渴生津，为本方之反佐，使水去而津液不伤。

若不已，灸章门穴。章门穴为脾之募穴，灸之以开障，其气下行，而水亦随去。

王叔和曰：带脉为病，左右绕脐，腰脊痛，冲阴股也。

【笺注】带脉环腰而贯于脐，又下络于胞，居于下焦，其脉关联于脾肾，其脉下行冲阴股而痛楚。

王海藏曰：小儿癞疝，可灸章门三壮而愈，以其与带脉行于厥阴之分，而太阴主之。

【笺注】小儿癞疝，阴囊肿，不痛不痒，此与带脉行于厥阴有关，可灸章门穴。章门穴因是脾之募也，故曰“太阴主之”。

又曰：女子经病血崩，久而成枯者，宜涩之益之。血闭久而成竭者，宜益之破之。破血有三治，始则四物入红花，调黄芪、肉桂；次则四物入红花，调鲮鲤甲、桃仁、桂、童子小便，和酒煎服；末则四物入红花，调易老没药散。

【笺注】阅沈金鳌《杂病源流犀烛》卷十一“奇经八脉门”，有治血三方之说，认为其说有理，今录之以供参考。其云：“血崩久而成枯，四物汤。崩者涩剂，收白芍、白垩、艾叶、黄芩。血闭久而成竭，四物汤。闭者破剂，通，三棱、牛膝、桃仁、红花、黄芪、鲮鲤甲（炙）（即炒穿山甲）、肉桂。”

破血三法初治：“四物汤加红花，调肉桂、黄芪。次治：四物汤加红花，调鲮鲤甲（即穿山甲）、桃仁、肉桂、童便，酒煮尤佳。三治：四物汤加红花，调没药散。四物汤春加川芎，风胜也；夏加白芍，火胜也；秋加当归，金胜也；冬旺水胜，又加熟地以益之，若血旺必无服四物之理，以其血衰而烦，以此补之，故加熟地也。”

张子和曰：十二经与奇经七脉，皆上下周流，惟带脉起少腹之侧，季胁之下，环身一周，络腰而过，如束带之状。而冲、任二脉，循腹胁，夹脐旁，传流于气冲，属于带脉，络于督脉。冲、任、督三脉，同起而异行，一源而三歧，皆络带脉。因诸经上下往来，遗热于带脉之间，客热郁抑，白物满溢，随溲而下，绵绵不绝，是为白带。

【笺注】十二经脉与冲、任、督、阴维、阳维、阴跷、阳跷七脉皆上下周流，惟带脉起于少腹之侧，季胁之下，环身一周，络腰而过，如束带之状。十二经脉与奇经七脉皆上下行，受带脉约束，其中包括冲、任、督三脉，虽循行不同，而皆传流于气街，与太阴之脉合，其湿下迫，白物满溢，随溲而下，绵绵不断，是为白

带。缪仲淳云："白带多属脾虚，肝气郁则脾受伤，脾伤则湿土之气下陷，是脾精不守，不能输为营血而下白滑之物。"这是说明因气郁脾虚而形成的带下。

《内经》云：思想无穷，所愿不得，意淫于外，入房太甚……发为筋痿，及为白淫。白淫者，白物淫衍，如精之状，男子因溲而下，女子绵绵而下也，皆从湿热治之，与治痢同法。赤白痢乃邪热传于大肠，赤白带乃邪热传于小肠，后世皆以赤为热、白为寒，流误千载，是医误之矣。

【笺注】《素问·痿论》所说"思想无穷，所愿不得，意淫于外，入房太甚，宗筋弛纵，发为筋痿，及为白淫"，冠于其证，实为有据。《女科指要》说："白淫乃思想无穷，情欲不遂，一时放白……乃郁火也。"根据古人的认识，其病因不外郁火与肾虚两种。郁火白淫者，则时下白淫，烦躁不安，或有潮热，舌质红、苔薄，脉象弦数，此皆肝火内炽之象；治当开郁泻火，可用丹栀逍遥散之类调之。还有一种乃肾虚白淫，临床表现为头晕目眩，腰腿酸软、颧红、烦热，舌中心光剥，脉象虚细，此亦髓亏而不养脑，不华于面之形矣；治当补肾固涩，用桑螵蛸、菟丝子、茯苓、龙骨、牡蛎、知母、黄柏、山药之类治之，或用固精丸。

又曰：《资生经》载一妇人患赤白带下，有人为灸气海未效，次日为灸带脉穴，有鬼附耳云：昨日灸亦好，只灸我不着，今灸着我，我去矣，可为酒食祭我。其家如其言祭之，遂愈。予初怪其事，因思晋景公膏肓二鬼之事，乃虚劳已甚，鬼得乘虚居之。此妇亦或劳心虚损，故鬼居之。灸既着穴，不得不去。自是凡有病此者，每为之按此穴，莫不应手酸痛，令归灸之，无有不愈。其穴，在两胁季肋之下一寸八分，若更灸百会穴尤佳。《内经》云："上有病，下取之，下有病，上取之。"又曰："上者下之，下者上之，是矣。"

【笺注】李濒湖先生予此附载其事，王执中《针灸资生经》有此事，而孙思邈《千金翼方》第二十九卷"禁经"也谈了一些如是之事。这鬼神之事，在如今当避而弗谈为是。对于"鬼"我们只能认为是"邪"或"邪气"罢了。本案的中心是叙述妇人赤白带下，其因是由"虚劳已甚……劳心虚损"而发，其病在带脉，不在跷维，所以灸气海不效，而灸带脉穴遂愈。因带脉穴属足少阳之经，穴在季胁下一寸八分陷中，脐上二分，两旁各七寸半；主治“腰腹纵，溶溶如囊水之状，妇人小腹痛，里急后重，瘈疭、月事不调、赤白带下”（《针灸大成》）。

刘宗厚曰：带下多本于阴虚阳竭，营气不升，经脉凝涩，卫气下陷，精气积滞于下焦奇经之分，蕴酿而成。以带脉为病得名，亦以病形而名，白者属气，赤者属血。多因醉饱房劳，服食燥热所致；亦有湿痰流注下焦，肝肾阴淫湿胜者；或惊恐而木乘土位，浊液下流；或思慕无穷，发为筋痿，所谓二阳之病发心脾也；或余经湿热，屈滞于少腹之下；或下元虚冷，子宫湿淫。治之之法，或下或吐，或发中兼补，补中兼利，燥中兼升发，润中兼温养，或温补，或收涩。诸例不同，亦病机之活法也。

【笺注】 刘宗厚，名纯，明代医家。引文出自《玉机微义》“论赤白带下”条：“以带脉为病得名，亦以病形而名”原作“白物如涕状，故言带者亦病形”；末句原作“盖病机有轻重浅深之异尔”。这里是刘宗厚的一段话。其云：妇人下部流出的黏稠色白如蛋清样而有腥味液体，称为白带。这种病的病因及病机，说法不少。缪仲淳曰：“白带多属脾虚，肝气郁则脾受伤，脾伤则湿土之气下陷，是脾精不守，不能输为营血而下白滑之物。”这是气郁脾虚而造成的白带。赵养葵曰：“带者奇经八脉之一也，八脉俱属肾经……下焦肾气损虚，带脉漏下。”《济阴纲目》曰：“本病由劳伤冲任，风冷据于胞中，气多于血，气倍生寒，血不化赤，遂成白带。”可知白带病机不一。刘宗厚说的阴虚阳竭以及卫气下陷，就属于缪仲淳之说，即肝郁脾虚，也就是脾虚气弱，不能化湿，湿气陷而为带，脾阳不振，不能化生营血所发生之带下。

白者属气，亦《景岳全书》所谓“阳气虚寒，脉见微涩，色白清冷，腹痛多寒”之形。赤者属血，多因醉饱劳房、多食燥热之物所致。

亦有湿痰流注下焦，肝肾阴淫，湿之所胜者，此多属肥胖之人，湿邪下注，伤及脾肾，清阳不得升举，形成之带状如痰涎，有味，神疲、眩晕、胸闷、腹胀、痰多泛恶，脉多弦滑，舌苔腻。

或有惊恐而木乘土位，肝气胜而脾气弱，浊液下流而成之带。或有思慕无穷，发为筋痿所致之带下以及白淫者，所谓二阳之病发于心脾也。或余经（他经）湿热，郁滞于少腹带脉，其发带脉而兼他经之寒热而发多种之带证。抑或有单纯脾肾虚寒所致之白带，即属于下元虚冷。治之之法，刘宗厚云："或下或吐，或发中兼补，补中兼利，燥中兼升发，润中兼温养，或温补，或收涩。诸例不同，亦病机之活法也。"

巢元方《病源》曰：肾着病，腰痛冷如冰，身重腰如带五千钱，不渴，小便利。因劳汗出，衣里冷湿而得，久则变为水也。《千金》用肾着汤，《三因》用渗湿汤，东垣用独活汤主之。

【笺注】 巢元方，隋唐名医，京兆华阴（今属陕西省）人，约生于南北朝（梁）大宝元年（550），卒于唐贞观四年（630），享年81岁；集著有《诸病源候论》，全书50卷，分67门，载证候1739条。本节文字所论皆《金匮要略·五脏风寒积聚病脉证并治》"肾著之病，其人身体重，腰中冷，如坐水中，形如水状，反不渴，小便自利，饮食如故，病属下焦；身劳汗出，衣里冷湿，久久得之，腰以下冷痛，腰重如带五千钱，甘姜苓术汤主之"之证与方。肾著（着），乃寒湿附着于肾之外府（腰）；体重，乃湿重；口不渴，小便利，饮食如故，谓胃气正常；身劳汗出，衣里冷湿，久久得之，乃指湿停着于下焦腰部；甘姜苓术汤，乃对证之方。《千金方》用肾着汤即指此。《三因》指《三因极一病证方论》，宋代陈无择著。"渗湿汤"载于"伤湿证治"，其方为苍术、白术、甘草、干姜、茯苓、陈皮、丁香、姜三片、大枣二枚。"东垣"指李杲，字明之，宋金时真定（今河北正定）人，享年71岁，金元四大家之一，所著有《内外伤辨惑论》及《脾胃论》。所谓"独活汤"，可能为羌活胜湿汤，方用羌活、独活、甘草、防风、蔓荆子、川芎。

带脉穴图

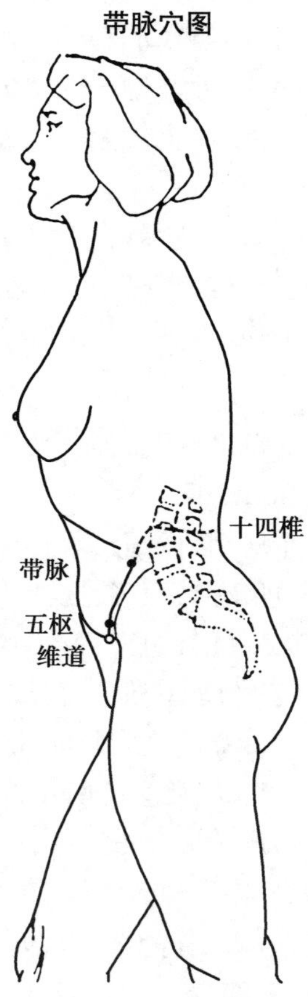

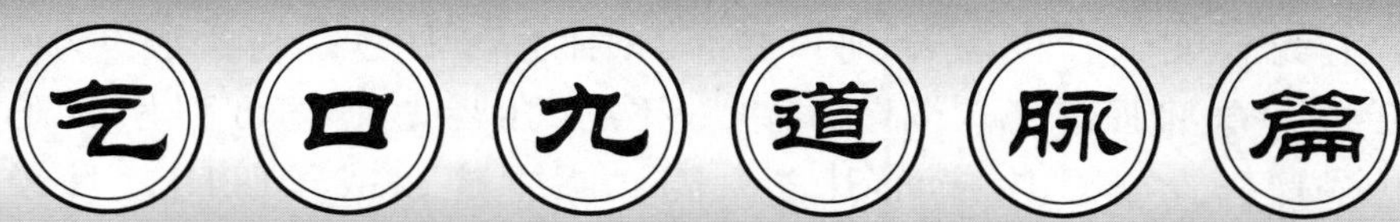

气口九道脉篇

手检图曰：肺为五脏华盖，上以应天，解理万物，主行精气，法五行，应四时，知五味；气口之中，阴阳交会，中有五部。前后左右，各有所主，上下、中央，分为九道。诊之则知病邪所在也。

李时珍曰：气口一脉，分为九道，总统十二经并奇经八脉。各出诊法，乃岐伯秘授黄帝之诀也，扁鹊推之，独取寸口，以决死生。盖气口为百脉流注朝会之始故也。三部虽传，而九道沦隐，故奇经之脉，世无人知。今撰为图，并附其说于后，以泄千古之秘藏云。

【笺注】 肺是全身诸气之主，是藏魄所在之地，其位最高，是为五脏之华盖，上以应天，管理万物，是总统人身十二经及奇经八脉的，又因寸口之脉是五脏六腑百脉朝会之所，寸口有寸、关、尺之分，三脉各有浮、中、沉之节，共分为九道，以诊十二经及奇经八脉之病，李时珍发《脉经》之秘，列于“气口九道脉”于书之末，以备诊家之应用，以把握五脏六腑及奇经八脉之信息，传其岐伯黄帝之秘也。其厥功之伟，显见于此。

岐伯曰：前部如外者，足太阳（膀胱）也，动苦目眩，头、项、腰、背强痛，男子阴下湿痒，女子少腹引命门，阴中痛，子脏闭，月水不利，浮为风，涩为寒，滑为劳热，紧为宿食。

中部如外者，足阳明（胃）也。动苦头痛，面赤。滑为饮，浮为大便不利。涩为嗜卧、肠鸣，不能食，足胫痹。

后部如外者，足少阳（胆）也。动苦腰、背、胻、股、肢节痛。浮为气，涩为风，急为转筋、为劳。

【笺注】 前部脉动稍外者，为足太阳膀胱之脉，足太阳之脉上为睛明穴，阳气动则目眩，风阳之邪中之，则头痛、项强、腰痛、脊部强痛。若阳气虚损，伤及肝肾，则又可引发男子阴下湿痒，女子少腹痛而引之命门，阴中痛，或子脏闭，月经不调，或劳热，虚甚则寒波及阳明而宿食不下。《诊家正眼》指出："寸部左右弹。阳跷脉起于跟中，上外踝，循胁上肩，夹口吻，至目，极于耳后风池穴。越人曰：阳跷为病，阴缓而阳急。王叔和注云：当从外踝以上急，内踝以上缓。又曰：寸口前部左右弹者，阳跷也，苦腰背痛，癫痫、僵仆、恶风偏枯、瘰痹体强，左右弹，即紧脉之象。"中部脉动稍外者，乃足阳明胃之脉动，足阳明脉气盛则苦于头痛，面目红赤。脉偏于滑为有饮邪。阳气浮于外，津气内亏而大便秘滞不利。若脉涩，气血亏虚则嗜卧神衰，或不欲食，或足胫痿痹。后部脉动而稍外者，乃足少阳胆之脉，亦并有阳跷脉动之象。少阳与阳跷脉病，则腰痛、背痛、胻酸、股及肢节痛。浮涩为风气所伤，若脉急甚则为转筋。虚则为劳。

前部如内者，足厥阴（肝）也。动苦少腹痛引腰，大便不利，男子茎中痛，小便难，疝气两丸上入；女子月水不利，阴中寒，子脏闭，少腹急。

中部如内者，足太阴脾也。动苦腹满，胃中痛，上管有寒，食不下，腰上状如居水中；沉涩，为身重，足胫寒痛，烦满不能卧，时咳唾有血，泄利食不化。

中部左右弹者，带脉也。动苦少腹痛引命门，女子月事不来，绝继复下，令人无子；男子少腹拘急，或失精也。

后部入内者，足少阴（肾）也。动苦少腹痛，与心相引，背痛，小便淋，女人月水来，上抢心、胸胁满，股里拘急。

【笺注】 前部脉动而稍入于内者，足厥阴肝也，肝脉……循股阴入毛中，过阴器，抵少腹。是动则病腰痛，即动苦少腹痛引腰，而大便不利。男子则茎中痛，疝气两丸上入，小便不利。女子则月经不利，阴中寒，子脏闭而不孕，或少腹

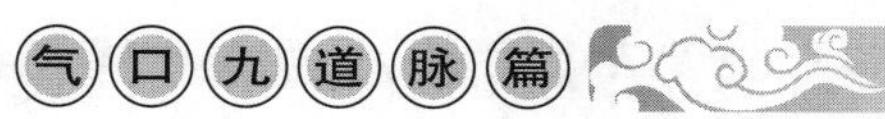

作痛。

中部之脉动略偏于内以候脾胃。中部之脉左右弹者，乃带脉之脉象也。张洁古云："带脉为病，太阴主之。"中部如内者，其脉左右弹者，乃足太阴带脉之征；中部如外者，其脉左右弹者，乃足阳明之带脉也。所以中部左右弹者，乃脾、胃、带脉为病之候。太阴之脏，主湿，为湿水之脏，带脉亦偏主湿，所以带脉之病，均以湿为主，带脉发于脾之募穴。寒湿之邪着于带脉，带脉经气不足，则前及于脾胃而发胀满，故曰：动苦腹满，胃中痛，痛甚则小腹拘急而引发小腹命门处疼痛不止。阳明统率诸经，连属带脉，阳明脉虚则宗筋失养，带脉不引，筋脉弛纵，发为足痿。若七情内伤，房劳失遗，斫伤带脉，带脉失约，则易发生内脏下垂，女子月经不来或带下连绵，或为白浊、白淫、阴挺、阴吹、崩中、漏胞、身重、足寒、泄利等证。东垣主用补中益气汤，调中益气汤，治中气不足，亦治带脉之源募也。傅青主说"带脉通于肾"，后及腰部宽缓，不能收持，如坐水中，《金匮要略》有肾着汤。唐容川云："肾着汤治带脉，以脾为主，女科以妇人带下，皆归于脾，良有以也"。肾着汤温脾之阳以渗湿，以振带脉之阳气，这是张仲景治疗带脉病的一道良方也。

后部脉动稍偏于内者，为足少阴之脉。其脉起于跟中，足少阴经然谷穴之后，同足少阴循内踝下照海，上内踝之上二寸，以交信为郄。其发病主要在少阴肾、如动苦少腹疼痛或引发痛及心背间。或激发月经失调、气上抢心，胸胁胀满。下则又可引发阴下股里拘急不适。

前部中央直者，手少阴（心、手太阳小肠也）。动苦心下坚痛，腹胁急。实急者为感忤，虚者为下利、肠鸣，女子阴中痒痛，滑为有娠。

中部中央直者，手（厥阴）心主也。动苦心痛，面赤，多喜怒，食苦咽。微浮，苦悲伤，恍惚；涩为心下寒，沉为恐怖，如人将捕之状，时寒热，有血气。

后部中央直者，手太阴（肺、手阳明大肠）也。动苦咳，逆气不得息，浮为风，沉为热，紧为胸中积热，涩为时咳血。

【笺注】 前部中央脉动实直者，乃手少阴心、手太阳小肠之盛实，故病动苦心下坚痛，腹胁拘急，实急者或为痰气作祟而感忤，而虚弱者或为下利，或为肠鸣。在女子阴中湿盛而为痒痛。若脉滑利勃勃而动者，是为有娠。中部中央脉动实直而行者，乃手厥阴心包主之脉勃勃而动之盛实，故病动苦心痛、面部红赤、多喜、多怒。饮食味苦咽痛。若脉微弱而浮动，虚则悲伤精神恍惚，或为恐怖，如人将捕之。脉若沉涩，为心下有寒气，病有阵热阵寒之状。后部中央脉动实直而行者，乃手太阴肺与手阳明大肠之脉盛实，故病动苦咳嗽，气逆而不得息。其脉浮沉者，为风热之邪。若紧实为胸中有积热，或为时咳血。

前部横于寸口丸丸者，任脉也。动苦少腹痛，逆气抢心，胸拘急不得俯仰。《脉经》云：寸口脉紧，细实长，下至关者，任脉也。动苦少腹绕脐痛，男子七疝，女子瘕聚。

【笺注】 任脉为阴脉之海，三阴经脉、阴维脉与冲脉均会于任脉，故有总调人身阴血的功能，其功能涉及之面较广泛，其发病亦比较复杂。其脉起于小腹胞中，循腹部、胸部与足三阴经、阴维脉、冲脉交会，合而盛大，总统诸阴之气，主月经、孕育以及胞胎。《素问·上古通天论》："岐伯曰：女子……二七而天癸至，任脉通，太冲脉盛，月事以时下，故有子……七七任脉虚，太冲脉衰少，天癸竭，地道不通，故形坏而无子也。"此说为月经通下为任脉通，更与冲脉相关，"冲为血海"也。任、冲、督皆起于胞中而异行，一为阴脉之海、一为血海十二经之海、一为阳脉之海。任脉以阴血为本，以气为用，与肝肾的功能密切，故有"任脉隶属于肝肾之说，肾精充实，则任脉涵纳而不妄行；肝血充实，而任脉通调，而无瘕聚之患，任脉病，则少腹痛，或瘕聚，或少腹绕脐痛，或腹胁拘急而痛，或月经不潮而胞脉闭塞不孕。《灵枢·经脉》云：任脉之别以实则皮肤痛，虚则痒瘙。《难经·二十九难》云：任之为病，其内苦结，男子为七疝，女子为瘕聚。"又，《脉经》云："横寸口边丸丸，此为任脉，若腹中有气，如指上抢心，不得俯仰，拘急。"又云："脉来紧细实长至关者，任脉也，动苦少腹绕脐下引横骨阴中切痛，取脐下三寸。"

此为任脉感寒为病，或为疝气。《金匮要略》指出："腹痛，脉弦而紧，弦则卫气不行，即恶寒，紧则不欲食，邪正相搏，即为寒疝，绕脐痛，若发则白汗出，手足厥冷，其脉沉弦者，大乌头煎主之。"《素问·长刺节论》指出："病在少腹，腹痛不得大小便，病名曰疝，得之寒。"说明寒疝以腹痛为主。任脉上行至胸中膻中，紫宫之分正内合于心，膻中即内为心之包络，主生血，随任脉上下行之，包脉属心而络于胞中，包与胞宫血脉相通苦胸中积热，其气上迫于肺，而或为时咳血。

三部俱浮直上直下者，督脉也。动苦腰脊强痛，不得俯仰，大人癫，小儿痫。

【笺注】 寸关尺三部浮取，直上直下者，是督脉也，督脉上行至巅，下行至尾闾。张洁古以督脉"为阳脉之都纲"。十二经脉中的手三阳、足三阳的经脉都会于督脉，故有调整和振奋全身阳气的重要作用。同时督脉对人身元气有密切影响，为阳脉之海。三关浮取寸主足太阳膀胱、关主足阳明胃、尺主足少阳胆，督脉统督诸阳，故又寸关尺三部者浮取，而直上直下，以候督脉。如果督脉失之不和，实则脊强反折，虚则头重。脊强反折是由经气阻塞引发；头重是因为清阳不升。又因督脉上通于脑，如风邪侵入，易病头风，外邪发热而至痉，肝风内动，经气乖错，而又会引发大人癫，小儿风痫。

三部俱牢，直上直下者，冲脉也。动苦胸中有寒疝。《脉经》曰：脉来中央坚实，径至关者，冲脉也，动苦少腹痛，上抢心，有瘕疝、遗溺，女子绝孕。

【笺注】 冲脉之所以为"十二经脉之海"，又为"血海"，一方面是因冲脉上行则"渗诸阳"，向下则"灌诸阴"，故能涵蓄经脉脏腑的气血。冲脉与足阳明、足少阴肾关系密切，与阳明"合于宗筋，会于气街"又"注足少阴之大络"。肾为先天之本，阳明为后天之本，冲脉连属于先后天之真气，冲为血海，故太冲脉盛，妇人月经以时而下。若冲脉不调，则"女子绝孕"。又冲脉、任脉皆起于胞中，若冲、任气虚失司，则易发生崩漏，滑胎。动苦少腹里急腹痛，其气上冲而出现上抢心胸而不得息。这个"逆气里急"随之而发者，为动苦胸中有寒疝作痛。冲为血海，血气瘀滞，而病发为癥瘕积聚。冲脉夹脐上行，至胸中而散，寒气客于冲脉，其脉直上直下者，此为气血壅滞之象。逆气时动上逆，气从少腹上冲咽部而呼吸困难。若病兼五脏者，上逆于肺而咳喘，上逆于心而心悸、面赤、烦躁，上逆于脾胃则腹胀、呕逆，上逆于肝则胸胁支满，若肝阳动风而发眩晕筋脉挛急。下逆于肾，寒水上逆而发奔豚。冲脉与足阳明合于宗筋，并有束筋脉利关节之功能。《素问·痿论》指出："宗筋主束骨而利机关。"宗筋指肌腱关节，若冲与阳明失于血润，则关节筋膜失养而易发生"痿躄"。冲脉又主阴器，冲脉损伤男子精血不荣，病则遗精、遗溺、阴痿，女子则月经不调、崩漏、宫寒不孕。

前部左右弹者，阳跷也。动苦腰背痛，癫痫、僵仆、羊鸣、偏枯、㾓痹，身体强。

【笺注】 阳跷者，足太阳之别脉，其脉起于跟中，出于外踝，下足太阳申脉穴，在外踝下五分陷中，容爪甲白肉际，当踝后绕跟，以仆参为本，上外踝上三寸以附阳为郄。上会于睛明，从睛明上行入发际，下耳后，入风池而终。阳跷主卫气行于阳。阳跷脉上行交于目内眦之睛明穴。若邪气客于阳跷，脉络郁滞不通，可以引发目赤涩痛。阳跷脉下循于足之外侧，主司行走之机要，阳跷受邪可引发筋脉拘急，痉痛；而足内侧的阴跷之脉可引发缓纵，所谓的"阳急而阴缓"。阳跷与太阳之筋又循行腰背，若风邪伤及，经脉之气不利，可引发太阳阳跷而腰痛、头痛、项痛，若卫气痹阻于阳跷之络，则可引发麻木，汗出恶寒。阳跷太阳之脉，卫气引于阳，不能入于阴，阳气盛而目瘖失眠。其脉从风池、风府而入于脑，虽然下肢拘急，但重点则在于脑，若阳跷脉盛，病则为癫痫、僵仆、羊鸣，甚则中风、偏枯，或顽固性痹痛。

后部左右弹者，阴跷也。动苦癫痫、寒热、皮肤强痹、少腹痛、里急、腰胯相连痛，男子阴疝，女子漏下不止。

【笺注】 后部指尺脉。尺脉左右弹动是阴跷之脉。病则少腹痛、心背疼痛，实则小便淋浊，月经来抢心，胸胁胀满股里拘急。《难经·二十九难》言："阴跷为病，阳缓而阴急；阳跷为病，阴缓而阳急。”它并不是单独的一种病证，而是属于病理变态。这种病理变态可以出现于多种疾病之中，只要见到这种病理变态，便和跷脉密切相关。以上所谓的缓急，就是当病者急，不病者缓，阴跷脉急，是内踝以上急，外踝以上缓，这个缓急现象的病理变态最多见于癫痫、瘈疭。故王叔和有“癫痫瘈疭，不知所苦，两跷之下，男阳女阴”的说法。因癫痫瘈疭的举发，都能发生手足抽搐，筋脉牵引现象。它是从癫痫瘈疭的阴阳缓急的原理加以推论而发展出来的。阴跷则与足少阴相关，故有少腹痛、里急、腰胯相连而痛，以及男子阴疝，女子漏下不止，甚则胸胁胀满与心相引，背痛、小便淋。阴跷之脉行于股部以及腹里，所发之病，故有股里之拘急之病态。以上所言之病态对于人体许多疾病有一定的重要影响。

从少阴斜至太阳者，阳维也。动苦颠仆、羊鸣，手足相引，甚者失音不能言，肌肉痹痒。

从少阳斜至厥阴者，阴维也。动苦癫痫、僵仆、羊鸣、失音、肌肉痹痒、汗出恶风。

【笺注】 从尺脉至寸脉，从关脉至尺脉跳动，可分别阴维阳维。从生理方面讲，“阳维维于阳，阴维维于阴”，这是指出了阴阳两维的生理功能。“维”有维持、维系的含义，阳维主一身之表，阴维主一身之里，所以阴维、阳维有着联系全身经脉的作用。两者分别调节着阴阳两组经脉。在病变时，阴阳不能自相维，则怅然失志，溶溶不能自收持，这就概括地说明了阴阳不能相互维系之后产生的症状。以下分别述说阴维与阳维的各自发病情况。

“阳维为病苦寒热”：从阳维主一身之表以及阳维维于阳的生理功能来说，它和三阳经有着密切的关系，故“苦寒热”实质上已包括了三阳经的表证，因为三阳经病，都具有寒热症状的表现，如太阳经有形寒发热（即发热恶寒），阳明经有先寒后热，少阳经有往来寒热，因此都与阳维脉有关，因而说“阳维为病苦寒热。”

“阴维为病苦心痛”：阴维维于阴，主一身之里。阴维之脉，维络于阴，阴为营而主里，营为血而主心，故其受邪为病必苦于心痛。这里所说的心痛，治在三阴之交，包括太阴心痛、少阴心痛、厥阴心痛等。

阳维、阴维除寒热、心痛之外，还有癫痫、僵仆、羊鸣、失音，这与维脉与心神有关。“肌肉痹痒”与经脉受邪有关。

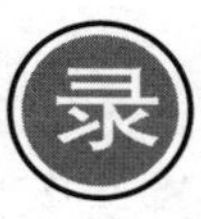

附录一

《奇经八脉考》引用经穴笺注

二维为病所用经穴

服桂枝汤，反烦不解，先刺风池、风府，却与桂枝汤。此二穴，乃阳维之会也。

【笺注】风池穴：穴在脑后，与风府相平，阳维会穴，风邪入脑之冲道，此为风之所汇，故说为“风池”。治证多，如寒热证，汗不出，偏正头风，目眦赤痛、目昏耳塞，疟疾，凡属外风内火头项诸痛，俱可取之。

风府穴：《灵枢·岁露论》云：“风府无常，卫气之所应，必开其腠理，气之所舍节，则其府也。”本穴在脑后，与风池相平而居中，犹统领风穴之衙府也。风邪伤人，多伤腠理，腠理风应三焦，卫气所应，凡病关于风者，均可取本穴治之。

按：服桂枝汤为对证之方，反烦不解者，风邪阻于腧也，故取风池、风府，以通经腧也。这一条的“却与”即“立即”之意，针刺风池、风府穴后，经腧已通，立即再予桂枝汤，其邪必解。

王叔和《脉经》曰：寸口脉，“从少阴斜至太阳，是阳维脉也。动苦肌肉痹痒。”“皮肤痛，下部不仁，汗出而寒。”又“苦颠仆羊鸣，手足相引，甚者失音不能言，宜取客主人”。

【笺注】客主人穴：即上关穴。本穴内通于脑系，又近于太阳之位。上关古说禁针，何许又设此穴？正为使人注意，以防粗人不慎。高式国说："余则以为太阳为片，上关乃片中之点，又以其近于听会，故治证略同于听会。但治以抚按为主，或以毫针轻取之。"

又曰：寸口脉，从少阳斜至厥阴，是阴维脉也，动苦癫痫、僵仆、羊鸣；又"苦僵仆、失音、肌肉痹痒"。"应时自发汗出，恶风，身洗洗然也。"取阳白、金门、仆参。

【笺注】阳白穴：目正视，瞳孔直上，眉上 1 寸。本穴为少阳经穴与阳维之会，多用于治疗目疾等，如目痛、目昏、眼睑瞤动、头痛。又关乎脑。

金门穴：足太阳郄穴。申脉穴下方，当骰骨外侧陷中，太阳经至此临于垂末，将与少阴经气相接。高式国说："犹时属九秋，金风肃起，遏化阳和之气也。"一变而为萧瑟之阴，故曰"金门"。其所治之证为霍乱转筋、癫痫、尸厥、膝胻酸、小儿惊风、腰痛、外踝痛、下肢痹痛。针刺 0.3 ~ 0.5 寸。

仆参穴：穴在外踝下缘凹陷中，八脉交会之一。仆参，犹仆从也，行动转侧，由踵趾为主。本穴治足之病为主，如下肢痿弱、足跟痛、腿痛转筋、脚气膝肿、癫痫等。

《素问·腰痛论》曰："阳维之脉，令人腰痛，痛上怫然肿。刺阳维之脉与太阳合腨间，去地一尺。"（此处指阳交穴，为阳维之郄）

王启玄曰：阳维起于阳，则太阳之所生……并行而至腨下，复与太阳合而上行……去地一尺，乃承山穴也，在锐腨之下，分肉间陷中，可刺七分。

【笺注】阳交穴：本穴为少阳经穴与阳维之会穴，又近于太阳、阳明，《针灸大成》谓"斜属三阳分肉之间，为阳维之郄"，好像是三阳与阳维交会处，故以"阳交"名之。本穴与外丘、丰隆、飞阳三穴在外踝上 7 寸。主治风寒痹痛、瘖、噤、瘈疭、胸胁胀满、足胫痿痹、惊狂癫疾、喑不能言等。

承山穴：足太阳经穴。穴在腓肠肌两肌腹之间凹陷的顶端。本穴亦承于筋也，故主治筋病、腰痛、腿痛转筋、痔疾、便秘、脚气、头疼、鼻衄、疝气、腹痛、痞满等。

按：本穴以少阳经穴阳交为准。承山穴只是王启玄的说法。

肉里之脉，令人腰痛，不可以咳，咳则筋缩急。刺肉里之脉为二痏，在太阳之外、少阳绝骨之后。

王启玄曰：肉里之脉，少阳所生，阳维脉气所发……绝骨之后，阳维所过……分肉穴也，在足外踝，直上绝骨之端，如后二分筋肉分间……刺可五分。

【笺注】绝骨穴（又名悬钟穴）在外踝上3寸，腓骨后缘。高式国《白虎通·五行》云："钟，动也"。阳气动于黄泉之下，动养万物也，养生家称为黄钟。本穴位于下肢，而能兼治上焦各证，犹《易经》所谓"乾德之隐，得时飞跃，发挥大用也"。本穴主治腹满不欲食、胁痛、足胫挛痛、痔血、脚气、足不收、咳逆、喉闭、颈项强、二便涩、手足不遂等。

飞阳之脉，令人腰痛，痛怫怫然，甚则悲以恐。

王启玄曰：此阴维之脉也，去内踝上五寸腨分中，并少阳经而上也。

刺飞阳之脉，在内踝上一寸，少阴之前，与阴维之会，筑宾穴也。《甲乙经》云：太阳之络，别走少阴者，名曰飞阳。

【笺注】筑宾穴：太溪直上5寸。足太阳之别，名曰飞阳，别走少阴；阴维之脉，起足少阴筑宾穴，为阴维之郄。故名飞阳者，为阴维之原，从太阳之脉，别少阴而起者也。怫怫郁怒貌，肾病者意不乐，气并于肾则恐也。任督二脉，与维跷之脉，皆阴阳互相交会而起。

二跷为病所用经穴

寸口脉"前部左右弹者，阳跷也。动苦腰背痛。"又为"癫痫"，"僵仆、羊鸣"。"恶风、偏枯"，"瘰痹"，"身体强"。又曰："微涩为风痫"，并"取阳跷，在外踝上三寸，直绝骨是穴（附阳穴也）"。

【笺注】附阳穴，《针灸大成》无此穴，可能为辅阳穴，根据王叔和"在外踝上三寸，直绝骨是穴"语。《针灸学》说："外踝上四寸，腓骨前缘稍前处。所治多属寒性之阴证，亦扶阳以抑阴，风痹肿痛，膝下浮肿，筋挛，百节酸痛，风痹不仁，汗出振寒，厥逆，目锐眦痛，缺盆中痛，心胁痛等。

阴病则热，可灸照海、阳陵泉；阳病则寒，可针风池、风府……又曰：癫痫昼发灸阳跷，夜发灸阴跷。

【笺注】照海穴：足内踝下4分，前后有筋，上有踝骨，下有软骨，其穴居中，阴跷脉所发生，主治咽干，心悲不乐，懈惰，视如见星，小腹痛，妇人经逆，月经不调。洁古曰："痫病夜发灸阴跷、照海穴也。"高式国云："水中有火，故名照海……水泉幽也、阴也，得照海之阳经灼之，而能化气飞升……人身气化，本乎自然也……本穴为阴经阳穴，治大风、肢懈、咽干、嗌肿、卒疝，最常用于目疾，即银海朗照之意也。"癫痫昼发，可灸阳跷申脉。

阳陵泉：膝下1寸，胻外廉陷中，足少阳所入为合土。《难经》曰："筋会阳陵泉。"主治：足膝伸不得屈、髀枢膝骨冷痛、脚气、痹痛、半身不遂、脚冷无血色，苦咽中介然，头面肿，足筋挛。

风池穴、风府穴见前。

《素问·缪刺论》曰："邪客于足阳跷之脉，令人目痛，从内眦始。刺外踝之下半寸所各二痏，左刺右，右刺左，如人行十里顷而已。

【笺注】申脉穴："穴在外踝之下，展足则开，为足关节屈伸着力之处，故名为之申脉，为阳跷脉之起始，为跷捷屈伸之主力。申有伸意，为整束自持之貌。"《甲乙经》曰："申脉阳跷所生也"。申脉的意思，即上下开展，无所不伸，故能治头目颈项转筋及痫证。"洁古曰："痫病昼发，灸阳跷即指此穴。又主腰脚痛，胻酸不能自立、如在舟中，劳极，冷气逆气，腰髋冷痹，妇人血气痛，目痛。"

《灵枢经》曰：目中赤痛，从内眦始，取之阴跷（交信穴也）。

【笺注】交信穴：本穴与复溜相并，承照海而来，海有潮汐，潮汐有信，其穴与三阴交近，故名交信。本穴交会脾之三阴交，得肝脾之助，行其藏血、经血之司，故治妇人经漏，月信失调，二便难，包括疝证、淋证、癃证或痛有定期，以及季节有

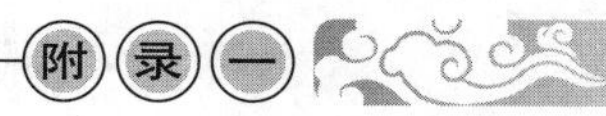

关之证。

风痉，身反折，先取足太阳及腘中及血络出血。若中有寒邪，取……阴跷及三毛上及血络出血。

李濒湖曰："'足太阳'京骨穴也，在足外侧小指本节后大骨下，赤白际陷中，针三分灸七壮；'腘中'委中穴也，在曲膝后横文中，针三分。'阴跷'取交信穴，见前。三毛，大敦穴也，在足大趾外侧三毛中，肝脉之井也，针三分，灸七壮。血络者，视其处有络脉盛满者，出其血也。"

【笺注】京骨穴：足小趾节后外侧之骨弓形而上凸，此处称京骨。穴在京骨处，故为之京骨。与腕骨之处名腕骨穴同，治证与申脉、金门同。

委中穴：本穴在腘窝正中委曲之处，故各委中。治腰脊背痛、风冷痹痛、转筋、半身不遂。本穴又名"血郄"，治疗多以放血取效，但虚证不宜。

大敦穴：足厥阴经穴。敦者，厚也，与少阳之气会于人身最下，则一阴生发之气，萌动于下，而资长全生，动养万物也。承少阳之交与气聚于大趾，阴气之聚，至博至厚，所以名大敦。《素问·阴阳离合论》云："少阳根起于窍阴……厥阴根起于大敦。"此阴阳互根之意。本穴主治：淋、疝、小腹痛、脐痛、腰痛等。

冲脉为病所用经穴

气在胫者，止之于气街与承山踝以下。取此者，用毫针，先按在上，久应手乃刺而与之。所治者，头痛、眩仆、腹痛、中满暴胀，及有新积作痛……

【笺注】气街穴：又名气冲穴，归来下 1 寸，动脉应手宛宛中，冲脉所起，故名气冲。主腹满不得正卧，癞疝，大肠中热，腹痛，小腹奔豚，腹有气逆上攻心，妇人无子、月经不利。

承山穴：穴在腓肠肌合缝处，承山巅气势之下行也，故名。主治头热、鼻衄、疝气、腹痛、痔肿、便血、转筋、痞痛等。

任脉为病所用经穴

上气有音者，治在缺盆中（谓天突穴也，阴维、任脉之会，刺一寸，灸三壮）。

【笺注】天突穴：在颈结喉下四寸宛宛中，阴维、任脉之会，针五分留三呼，得气即泻。主治：面皮热、上气咳逆、气喘、咽肿、喉中生疮、胸中气梗、喉中翕翕如水鸡声、心与背相控而痛、多涶、呕吐、瘿瘤等。

《脉经》曰：寸口，脉来紧细实，上至关者，任脉也。动苦少腹绕脐，下引横骨、阴中切痛，取关元治之。又曰：横寸口边，脉丸丸者，任脉也。苦腹中有气如指，上抢心不得俯仰，拘急。

【笺注】关元穴：脐下3寸，小肠之募，足三阴、任脉之会。主治：脐下绞痛、渐入阴中、冷气结块、寒气入腹作痛、失精、白浊、七疝、眩风头痛、转脬闭塞、小便不通、五淋、奔豚气、脐下结血、状如覆杯、妇人带下、月经不通、胎漏下血、产后恶露不止等。取之良。

督脉为病所用经穴

《素问・骨空论》云："督脉生疾，从少腹上冲心而痛，不得前后，为冲疝，女子为不孕、癃痔、遗溺、嗌干……治在骨上（曲骨穴也），甚者在脐下营（阴交穴也）。"

【笺注】曲骨穴：横骨上，中极下1寸，毛际陷中，动脉应手，足厥阴、任脉之会。主治失精，五脏虚弱，虚乏冷极，小腹胀满，小便淋涩不通，㿉疝，小腹痛，妇人赤白带下。

阴交穴：脐下1寸，膀胱上口，三焦之募，任脉、少阴、冲脉之会。病主气痛如刀绞、腹膜坚痛、下引阴中，不得小便，两丸骞，疝痛，阴汗湿痒，腰膝拘急，脐下热，鬼击，鼻出血，妇人血崩、月经不绝、带下、产后恶露不止、绕脐冷痛、阴痒、奔豚上腹等。

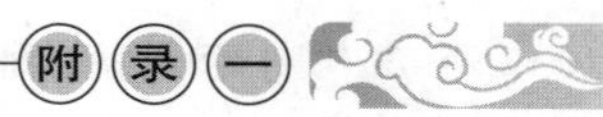

张仲景《金匮》云：脊强者，五痉之总名。其证卒口噤，背反张而瘈疭。诸药不已，可灸身柱、大椎、陶道穴。

【笺注】身柱穴：三椎下，俯而取之。本穴承神道之气，循督上行，正而且直，故名身柱。主治：脑力不足而眩晕，中气不足而喘息，心神不足而癫痫，大气下陷而脱肛，督举之气无力产生腰脊肩背诸病。取本穴以兴奋之，督气得充，正立直行，功同抵柱，诸证可愈。

陶道穴：一椎下，俯而取之，足太阳督脉之会。病主：痎疟寒热，洒淅脊强，烦满，汗不出，头重，目眩，瘈疭，恍惚不乐，或感冒发热，四肢无力，百节酸痛，烦满。

大椎穴：一椎上，陷者宛宛中，手足三阳、督脉之会。病主：肺胀胁满，呕吐上气，五劳七伤，乏力，疟疾，气注背膊拘急，颈项强不能回顾，风劳，食气骨热，齿燥。

脉来中央浮，直上下动者，督脉也。功苦腰背膝寒，大人癫，小儿痫，宜灸顶上三壮。

【笺注】百会穴：（一名三阳，一名五会，一名巅上，一名天满）前顶后1.5寸，顶中央旋毛中，可容豆，直两耳尖，手足三阳、督脉之会。病主：头风，中风，语涩，口噤，半身不遂，心烦闷，惊悸健忘，心神恍惚，无心力，疟疾，脱肛，角弓反张，羊鸣，多哭，头痛目眩等。

带脉为病所用经穴

张洁古曰：带脉之病，太阴主之，宜灸章门二穴，三壮。

王叔和曰：小儿癫疝，可灸章门三壮，以其与带脉行于厥阴之分，而太阴主之。

【笺注】章门穴：脐上3寸，两旁6寸，脾之募，足少阳、厥阴之会。主治：肠鸣盈盈然，食不化，胁痛不卧，烦热口渴，胸胁满，心痛而呕，吐逆，腰痛不可转侧，腰脊冷痛，溺多白浊，腹中如鼓，肩臂不举，少气厥逆等。

《资生经》载一妇人患赤白带下，有人为灸气海未效，次日为灸带脉穴，有鬼附耳云：昨日灸亦好，只灸我不着，今灸着我，我去矣……

【笺注】带脉穴：季肋下 1.8 寸，脐上 2 分，两旁各 7 寸，足少阳、带脉之会。主腰腹纵、溶溶如囊水之状，妇人小腹痛，里急后重，月经不调，赤白带下。

附录二

奇经八脉用药简述

督脉用药

督脉为阳脉之海，其脉行于人体脊背中央，对其两旁的经脉起统率作用，所以说为督领经脉之海。督脉主阳，其药物也以诸阳为主，如鹿茸主入督脉，诸如鹿角胶、鹿角霜、鹿角，以及猪脊髓、羊脊髓、牛脊髓等，均有通阳的作用。督脉起于肾下胞宫，主骨、主髓、生脑。其脉行于腰、背、头项，与太阳经的关系密切。叶天士所称“通阳刚药”，大多入于太阳之经，如附子、肉桂、干姜、川椒、桂枝、细辛、藁本；以及王海藏所说的羌活、独活、防风、荆芥、附子、乌头、苍耳等，也都属于此类。而“通阳柔剂”则多为入肾经药，其方有斑龙丸中之鹿茸、人参、黄芪、当归、巴戟天、肉苁蓉、菟丝子、桂心、小茴香，以及猪骨髓、羊骨髓、牛骨髓、补骨脂、胡桃肉等，还包括葱白、辛夷、麻黄、白芷等疏风通阳之类。治疗上亦多为督脉所用。举《校注》叶案一则：

孙某：肾气攻背，项强，溺濒且多，督脉不摄，腰重头痛，难以转侧，先与通阳。

川椒、川桂枝、川附子、茯苓、生白术、生远志。

引案是“刚药通阳法”。叶氏说：“风冲气攻背，从背而上者，系督脉为病，治在少阴。”即从肾论治，方中川椒、附子即用以温命门，桂枝等通太阳以调督脉。

任脉、冲脉用药

任脉为阴脉之海，总统诸阴，足三阴、冲脉、阴维、阴跷都归于任脉。冲脉为血海，又为十二经之海，通过与任督二脉的关系容纳十二经的气血。冲任二脉，均主阴血，其所用药多以龟甲益阴类为代表，所谓“龟性阴，走任脉”，诸如鳖甲、阿胶、鱼胶、淡菜、蚌蛤、鲫鱼等均为同类，即所谓“血肉填阴”。他如知母、黄柏、玄参、生地等降肾火之药均属之，又可归于冲脉。入冲脉药，亦多冲任并提，用药也互相结合。冲脉为血海，运行全身，为病多“冲疝、逆急”，故用药多以利气通络为主，如延胡索、川楝子、香附、郁金、降香、茺蔚子、台乌、桃仁、当归、青皮、吴茱萸、葱管、小茴香一类均是。他如活血通络之马鞭草、山药、丹参、芡实、王不留行、泽兰、益母草，以及调补血海之当归、川芎、熟地、制首乌、柏仁、女贞子、覆盆子亦属之。举《校注》叶案一则：

王案：痛从腿肢筋骨上及腰腹，贯于心胸，若平日经来带下，其证亦至。此素禀阴亏，冲任奇脉空旷……面赤如赭，饮不欲食，耳失聪，寤不成寐，阳浮，脉络交空显然，先和阳，后治络。

细生地、生白芍、生鳖甲、生龟甲、生虎骨、糯稻根，煎药送服滋肾丸（知母、黄柏、肉桂）一钱半。

此案“从冲任论治，因其阳浮，脉络交空，乃以和阳治络”为法……本证“痛从腿肢筋骨上及腰腹，贯于心胸，与冲脉病候较切”。方中用生地、白芍、龟甲、鳖甲，均主养阴以和阳，其中大多属肾经药；虎骨（目前禁用，临床应用相应代用品）入“阴阳二跷”能健筋骨；糯稻根则能敛浮阳以治络。

带脉用药

带脉起于季胁之端章门穴，环身一周，络胞而过，如束带，约束诸经。三阴三阳，十二正经，维、跷、冲、任、督皆上下行，都连属带脉。阳明又总宗筋之会，会于气街，皆属带脉而络于督脉。带脉主腰腹，其证有腹满、腰痛、带下、淋浊等。有

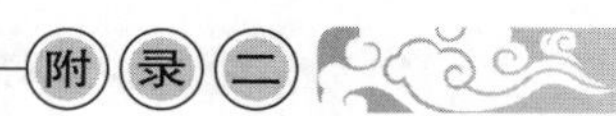

云："带脉之证，太阴主之。"用药多固下焦，如五味子、山药、莲子、芡实、覆盆子、金樱子、桑螵蛸，以及海螵蛸、椿根皮、干姜、车前子、云苓、泽泻、苍术、白芍、龙骨、牡蛎均属之。举《校注》叶案一则：

顾案：阴精下损，虚火上炎，脊腰髀酸痛，髓空。斯督带诸脉不用，法当填髓充液。

熟地、杞子、鱼胶、五味、茯神、山药、湖莲、芡实、金樱膏为丸。

此案脊腰髀酸痛，属督带为病。方中五味、山药、湖莲、芡实、金樱均为固摄下焦，即所以治带脉病。带脉病非止妇女带下而已。熟地、枸杞、鱼胶均入肝肾，益阴精，这是从固下元填精髓以治督脉。

阴跷、阳跷用药

阳跷为足太阳经脉的分支；阴跷为足少阴经脉的分支。其用药当从足太阳、足少阴相类。癫痫昼发用升阳汤，夜发为阴跷，用四物汤加元胡、瓜蒌、半夏、南星、知母、黄柏、远志、枣仁。其用则多从升阳、养阴。阳跷不交于阴，治以补肾阴为主。据《得配本草》穿山甲、虎骨入阴阳二跷，防己入阳跷，肉桂入阴跷及督脉的分析，阴阳二跷多主肢体为病，跷脉为动足之机要，所以说跷脉之病，多以强筋骨、祛风湿为主治之。举《校注》叶案一则：

田案：脏液内耗，心腹热灼，阳气不和于阴，阳跷穴空，令人寤而不寐，《灵枢》有半夏秫米汤。但此病乃损及肝肾，欲求阳和，须介属之咸，佐以酸收甘缓，庶几近理。

龟版、淡菜、熟地、黄柏、茯苓、萸肉、五味、远志。（介类潜阳法）

阴维、阳维用药

《难经》谓："阳维为病苦寒热，阴维为病苦心痛。"叶天士以和络着手，鹿角霜是通络兼入奇经要药，小茴香、当归、桂枝、沙苑蒺藜主调肝肾以和络。《得配本草》载桂枝、白芍、黄芪均主阳维为病苦寒热，元胡、金铃子、蒲黄、灵脂、阿胶、大黄、天冬又主阴维为病苦心痛。举《校注》叶案一则：

唐某：右后胁痛，连腰胯，发必恶寒逆冷，暖护良久乃温。乃脉络之痹证，从阴维阳维论病。

鹿角霜、小茴香、当归、桂枝、沙苑、茯苓。

此案右后胁痛连腰胯，部位属阳维，治法主通阳以和络，所用药物大多入肝肾二经，而用桂枝从太阳以通阳气。亦即温通阳跷也。

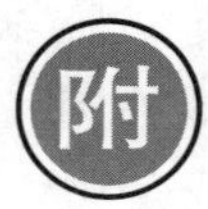

《奇经八脉考》引用方剂汇释

桂枝汤

桂枝 10g　白芍 10g　甘草 10g　生姜 10g　大枣 12 枚（擘）

上药以水 4 杯，煮取 1 杯半，药渣再煮，取汁 1 杯半，日分 3 次温服。温服后须臾，再服热粥 1 杯，被覆使温，取微微汗出。忌食生冷、黏滑、肉面、五辛、酒、腥臭之品。

功效：补益阳维，调和营卫。

主治：阳维发病。头疼，发热，汗出，恶风，啬啬恶寒，淅淅恶风，翕翕发热，鼻鸣，干呕等。

方义：桂枝汤一方主治阳维太阳表虚证。阳维起于诸阳之会，其为病为苦其寒热。李时珍指出："阳维之脉，与手足三阳相维，而足太阳、少阳，则始终相联附者。寒热之证，惟二经有之，故阳维为病亦苦寒热。"方中主以桂枝通阳维，散风寒以解表，温维脉以通卫络，白芍敛阴合营，生姜助桂枝以散表邪，大枣助白芍以和营，甘草调和诸药为使。以达调和阳维，解肌发表，温维络，以祛风邪，并调和营卫。

理中汤

党参 20g　干姜 8g　炒白术 20g　甘草 10g

上药以水 4 杯，文火久煮，取汁 1 杯，药渣再煮，取汁 1 杯，一日分 2 次温服。

功效：补脾益维，温中祛寒。

主治：阴维太阴寒证。胸闷痞痛，腹满时痛，吐利益甚，口不渴，不欲食，畏寒肢冷，舌淡苔薄，脉沉细，或缓而无力。

方义：《难经·二十八难》谓："阴维起于诸阴之交。"所谓诸阴之交，阴维之郄曰筑宾，此穴属少阴肾经，上行于足太阴，会于腹哀、大横，又与足太阴、厥阴会于府舍、期门，又与任脉会于天突、廉泉。此乃阴维起于诸阴之交也。诸阴经以阴血用事。阴血化于心少阴，阴气不利故心痛。此又《难经》所谓"阴维为病苦心痛"矣。综合分析：阴维病之苦心痛，尤兼太阴脾经之证较为突出。《奇经八脉考》指出："兼太阴者，理中汤主之。"脾胃属土，有统血、运化、升降之能，今因寒滞失职，非温补虚寒不除。方中党参甘温入脾，补中益气，强壮脾胃为主；有虚致寒，寒者热之，干姜辛热，温中而扶阳气，故以为辅；脾虚则生湿，以甘苦温之白术为佐，燥湿健脾；三药一补一温一燥，配合甚当；甘草为使，补中扶正，调和诸药；共成温中祛寒，补气健脾之功。

四逆汤

甘草 12g　干姜 6g　附子 6g

上药以水 4 杯久煮，取汁 1 杯，药渣再煮，取汁 1 杯，一日分 2 次温服。

功效：温补肾阳，阴维，冲脉，任脉。

主治：阴维少阴寒证。心腹冷痛，四肢逆冷，恶寒蜷卧，下利清谷，神疲欲寐，脉象沉细。

方义：阴维脉维络于诸阴经，以阴为事，其脉起于足少阴经，循腹胸与任脉会于天突、廉泉。寒邪入于阴维与肾，命门火衰不能温脾，故而出现四肢逆冷、恶寒蜷卧等症。治当温补阴维与肾。方中附子辛温，能补火回阳，散寒逐湿；伍之干姜，温阳逐寒于里，达阳祛寒于四肢；甘草补脾胃而调和诸药，脾肾阳气回复，阴维得温，诸证必瘳也。

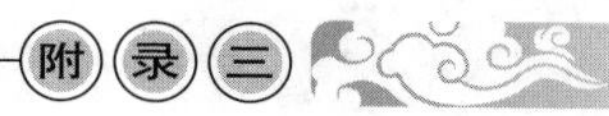

当归四逆汤

当归 10g　桂枝 10g　白芍 10g　细辛 6g　甘草 10g　通草 10g　大枣 12 枚（擘）

上 7 味以水 3 杯，煮取 1 杯半，药渣再煮，取汁 1 杯半，日分 3 次温服。

功效：温煦维营，疏通血脉。

主治：阴维厥阴寒证。体虚感寒，心胸痹痛，手足厥寒，舌淡苔白，脉细欲绝者。

方义：李时珍云："盖阴维之脉，虽交三阴而行，实与任脉同归……兼少阴及任脉者，四逆汤；兼厥阴者，当归四逆汤。"阳维维于阳，阴维维于阴，营为阴主里，阴维受邪为病在里，故苦心痛；而其邪必在血虚有寒。人身藏血之处在肝、在心，病偏厥阴，故心胸痹痛，亦阴维为病苦心痛。血虚寒郁，不能荣于脉中，四肢失于温养，所以手足厥寒，脉细欲绝。此证以维营肝寒为主，治当温煦阴维以暖肝。本方以桂枝汤去姜加枣，更加当归、细辛、通草。以当归为君，温补维营肝血；以桂枝、白芍温通血脉，养血和营，佐细辛以散寒通血脉；通草宣通上下，大枣、甘草补脾气以调诸药，共奏温煦营维、养血通脉之功。

吴茱萸汤

吴茱萸 10g　党参 10g　生姜 10g　大枣 12 枚（擘）

功效：温肝暖肾，温中降逆，调补阴维冲脉。

主治：肝肾脾胃阴寒。心胸苦痛，胁下支满，食欲呕，或嘈杂吞酸，或头痛，干呕，吐涎沫，手足逆冷，舌淡苔白，脉沉弦。

方义：厥阴伤寒，伤其阴维，下焦浊阴之气，上乘胸中清阳之位，必心胸苦痛。肝络布于胁下，阴维之脉会于肝经之府舍、期门，故胁下支满。肝木横逆，侮及中土，胃虚不能纳谷，寒则胃气上逆，由是食谷欲呕，嘈杂吐酸或干呕，吐涎沫。脾胃阳气不能伸布，而手足逆冷。厥阴之脉与督脉会于巅顶，厥寒之气随上而为头痛。本条虽云维阴胃寒，但本在维营肝寒，标在胃寒，治当温肝暖肾，温中降逆，调补阴维冲任。吴茱萸汤具温肝暖肾，温中补虚，降逆止呕之功。方中吴茱萸味辛性热，归经肝、肾、脾、胃，中可温煦脾胃，下可暖其肝肾；伍党参温中补虚，生姜、大枣甘温降逆，肝、肾、脾、胃均得温养，阳气升腾，浊阴得降，阴维之脉必温而无虞也。

麻黄汤

麻黄 10g　桂枝 8g　杏仁 10g　甘草 6g

上 4 味以水 3 杯，煮取 1 杯（去上沫），药渣再煮，取汁 1 杯，日分 3 次温服。

功效：调补阳维，宣肺发汗。

主治：阳维太阳表实证。头痛、发热、身痛，腰痛，骨节疼痛，恶风无汗而喘，脉浮紧，舌苔白腻。

方义：麻黄汤一方主治阳维并太阳表实之证。寒邪外束肌表，阳维经气失于畅通，上为头痛，外则发热，郁于经络则为身痛、腰痛、骨节疼痛；卫气失于卫外之能则恶寒，腠理闭塞则无汗，肺气不宣则发喘，阳气被郁于里而欲外达，故脉阴阳俱紧。方中麻黄一药为驱寒、开发腠理的发汗峻剂；杏仁利肺气而治喘；桂枝助麻黄以发汗；甘草调和诸药；组方法度谨严。

小柴胡汤

柴胡 15g　黄芩 12g　党参 12g　甘草 10g　半夏 12g　生姜 10g　大枣 12 枚（擘）

上 7 味以水 5 杯，煮取 3 杯，去渣再煎，取汁 2 杯半，日分 3 次温服。

功效：调节阳维，和解少阳。

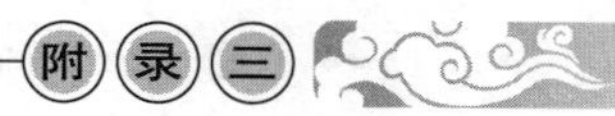

主治：小柴胡汤主治阳维与少阳半表半里之证。口苦、咽干、目眩，往来寒热，胸胁苦满，默默不欲饮食，心烦喜呕，脉弦数，舌淡苔薄。

方义：阳维为病苦寒热，与少阳为病，往来寒热互为影响。小柴胡汤为和解少阳机枢，通达阳维之方。邪犯少阳、阳维之经，邪正相争，故苦其寒热，有口苦、咽干、目眩。胆与心相通，熏及心神故心烦。少阳经布于胁下，经气郁滞故胸胁苦满。影响脾胃升降，故不欲食而喜呕。方中柴胡以清少阳之邪，并疏通气机之郁滞；黄芩助柴胡以清少阳之邪热；参、夏、姜、枣为佐，意在扶正，防邪深入；甘草为使，调和诸药，扶正达邪，安内攘外，使里不受邪而和，还表以作解也。

黄芪建中汤

黄芪 15g　桂枝 10g　甘草 10g　白芍 10g　生姜 10　胶饴 30g

上 7 味先煮 6 味，药渣再煮，取汁 2 杯，烊化胶饴，日分 2 次温服。

功效：温补阳维，和里缓急。

主治：阳维虚劳里急，诸不足。悸惕不安，四肢酸痛，足烦热，口燥咽干，汗出身冷，头目眩晕，面色㿠白，脉象细涩。

方义：本方乃阳维先虚，由阳虚而导致阴虚。阴阳互为不协调，形成寒热错杂之证。阳气虚不与阴气和，则阴虚偏于下，于是虚劳里急，腹中拘急，悸惕不安；阴气不与阳气和，虚阳上亢，故见手足烦热，口燥咽干，头目眩晕。血虚不能充肤泽毛，故见四肢酸痛，汗出身冷，面色㿠白。黄芪建中汤基于桂枝汤，桂枝汤乃调和阳维之方，因为本证是由阳维之虚而引发阴虚，必以温振胃中阳气，胃中阳气来复，水谷精微敷布周身，因而偏寒偏热的症状也就随之消失。方中之妙在黄芪一药，性甘温，温脾胃，固卫气，实皮毛，非但固身外之卫气，亦可入胃之里，固胃中之卫气。这里所谓卫气，亦表里阳维之气也。

八物汤

川芎 6g　当归 6g　白芍 6g　熟地 6g　青木香 3g　槟榔 3g　元胡 3g　苦楝子 3g

上药煮取 2 杯，日分 2 次温服。

功效：调补阴阳二维。

主治：阴维阳维营卫不调，而病寒热，心中痛。

方义：川芎辛温，性辛香能走；当归辛温，养血润燥；二药补肝止痛，调补冲脉、带脉，但均辛温，亦有益阳维之效。白芍平肝、敛阴、止痛；熟地补血益精，偏补阴维；阴维、阳维和合而不惵卑，则病当解。更有青木香、槟榔、元胡、苦楝子以行气、化滞、止痛、化湿，以疗胃痛疝气。

金铃散

金铃子 30g　延胡索 30g

共为细末，每服 6 ~ 9g，温酒或温水调下。

功效：疏肝泄热，行气止痛，调其阴维、冲脉。

主治：肝与阴维气滞，兼挟肝火所致的心腹胸胁诸痛，妇人经行腹痛，或疝气疼痛，舌红苔黄，脉弦或数者。

方义：本方为疏肝调维，泄热止痛之方。肝火内郁，气机失调，肝气不疏，气滞血行不畅，则为心腹胸胁诸痛及疝气，妇女痛经等证。舌红苔黄，脉弦或数，乃肝火内郁之象。故方中主用金铃子（即川楝子）泻肝火，凉阴维，行气滞，以解除肝经及阴维之热；辅以延胡索行气活血、止痛，以助金铃子增强行气止痛之功。二药配伍，相得益彰，使肝火、阴维得清，气畅血行，则诸证自止。

延胡索散

延胡索 15g　炒蒲黄 15g　赤芍 15g　当归 15g　肉桂 15g　片姜黄 9g　制乳香 9g　制没药 9g　木香 9g　炙甘草 6g

共为粗末，每服 15g。加生姜 7 片，水煎服。

功效：行气化瘀，调补阴维。

主治：妇人七情伤感，气滞血瘀，心腹作痛，或连腰胁，或连背膂，上下攻刺，及月经不调，一切气血疼痛之证。

方义：延胡索散，主治七情悲伤，气滞血瘀，阴维气滞之证。方中之延胡索，性温味辛苦，主要功能为行气、活血、止痛。李时珍云："延胡索能行血中之气滞，气中血滞，故专治一身上下诸痛。"所以不论是血是气，都能畅达通行，用于气血凝滞、胸脘疼痛、经滞腹痛之证，最为相宜。且药力持久，功效优良。其他诸药，都相辅行气活血、止痛之效。又行气止痛于阴维气血郁滞，经带产后诸证。

失笑散

蒲黄（炒） 五灵脂（酒研）各等分

共研细末，每服 6g，日服 2 次。或黄酒或醋、水各半同煎，连渣热服。

功效：疏肝与阴维之滞瘀。

主治：瘀血内阻引起的月经不调，小腹急痛，产后恶露不行，以及心气痛，胃脘痛等。

方义：以上诸证，皆因肝与阴维瘀血阻滞为其主因。方中五灵脂味甘性温而气浊，入阴维及肝经血分，以活血散瘀、止痛，对一切瘀血气滞作痛之证，都有良效。蒲黄甘缓不峻，性平无寒热之偏，入肝、心包、阴维，生用性滑，长于行血，炒香可以醒脾，炒炭又专止血，在此微炒，仍以行血化瘀为用。如气滞甚者，可加制香附，或合金铃散以增强理气止痛之效。若血虚有滞的月经不调，可合四物汤同用，以加强养血调经的作用。

大承气汤

大黄 12g 厚朴 12g 枳实 12g 芒硝 10g

上 3 味以水 3 杯，煮取 1 杯，药渣再煮，取汁 1 杯，日分 2 次温服。

功效：清泻热结，存津益维。

主治：阴维太阴热证。腹部胀满，按之痛甚，潮热，口干，大便燥结，舌苔黄燥，脉来滑数。

方义：仲景作《伤寒杂病论》旨在以六经为经，至于六经与奇经相关者，俱隐而论之。本条为大承气汤证。名为阴维太阴之病，言其阴维之脉，发于少阴经之筑宾穴，入腹则首与府舍穴会合，府舍乃脾经穴，厥阴之脉亦会于此，次会于大横穴、腹哀穴；此脉上络于胸，下入于腹，结于心肺，走胁而至肩，由此看来，阴维之脉与太阴之脉关系甚为密切，病则互为影响。仲景以小承气汤荡涤太阴之热邪，方以大黄之苦寒泻之，芒硝破结，则热可去，实邪可下，可通；佐枳实、厚朴，一可化滞，一可除满，微通其气，亦为微和之剂。太阴热却焉有维脉之热不清之理，是仲景从六经为治，实亦包乎奇经之治也。

四物汤

川芎 10g　当归 10g　白芍 10g　熟地 10g

上方以水 2 杯，煮取 1 杯，药渣再煮，取汁 1 杯，日分 2 次温服。

功效：补血活血

主治：阴维亏虚，产后发痉，头项强痛，四肢抽搐，甚则脊背强直，脉细弱，或伏而不着。

方义：四物汤主以滋补阴维阴血，用于营血虚弱，肝失所养，阴维、冲、任空虚。方中熟地甘温，以滋阴养血，填精；当归补血益阴维而养肝，和血调经；佐白芍以合营养肝；川芎活血以行滞。本方补中有通，补而不滞。

养营汤

当归　白芍　川芎　熟地　姜黄　川姜　青橘皮　五加皮　丹皮　海桐皮　白芷各等分

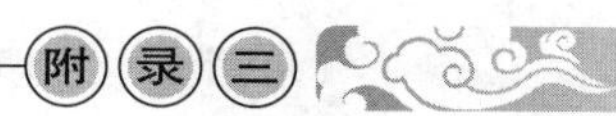

上药以水3杯，煮取1杯，药渣再煮，取汁1杯，日分2次温服。

功效：滋补阴维，调补肝肾。

主治：阴维为病，营血内伤。心腹作痛，心悸怔忡，心烦少寐，不时发热，汗出，精神委靡，健忘，脉虚数，舌红苔薄。

方义：阴维亏虚，肝肾精血亦不足。阴维络于诸阴之脉，起于诸阴之交，其发病亦在心胸之部。维脉亏虚，故心胸疼痛，心悸怔忡，或心烦少寐，健忘。阴虚阳浮，故不时发热，汗出，脉虚数。方中当归、丹皮、白芍养血清热；熟地滋补阴血；姜黄、川芎温通血脉，通利筋骨；橘皮以行气止痛；海桐皮、白芷以祛风通络。

妙香散

麝香（另研）3g　煨木香7.5g　山药（姜汁炙）茯苓　茯神　黄芪　远志（去心炒）各30g　人参　桔梗　炙甘草各15g　朱砂（另研）9g

共研细末，每服6g，温酒调下。

功效：通窍安神，补脾益气。

主治：心悸怔忡，失眠，健忘，神志昏迷，心胸作痛，腹胀，脉来虚数。

方义：阴维之脉，维络于诸阴之脉。阴维亏虚，湿痰阻络，蒙蔽心窍而心胸作痛，神志昏迷。心脾两虚，气血不足则心悸怔忡，失眠健忘，腹胀腹痛。方中麝香以醒神开窍；朱砂以镇惊安神；木香以理气开郁；山药、茯苓、茯神、远志以健脾祛其痰湿；人参以益气；甘草以和中。诸药共奏通窍安神，补脾益气之效。心脾得复，阴维满溢而病瘥。

调中益气汤

黄芪3g　人参、甘草、苍术各1.5g　柴胡、橘皮各3g　升麻0.2g　木香0.5g

上锉麻豆大，都作一服，水两大杯，煎至1杯，去渣，宿食消尽服之。

功效：调中益气，以降冲脉之逆。

主治：肢节烦痛，身重、口淡、不思饮食、心烦、小便数、口渴、尿频、大便结滞，或便后脓血，胸闷、咽膈不利、痰嗽稠黏、口中唾沫、食入反出、耳鸣耳闭、目中流火，热壅头目、视物昏花、卧不安，脉象洪缓而弦，重按滞涩。

方义：方中黄芪、人参、甘草甘温益气，柴胡、升麻从阴引阳，一以治少阳清升之气不足，一以治脾胃谷气下流。苍术运脾燥湿，陈皮健胃调中，更加少量木香运转肠机，促进清升浊降而病除。

补中益气汤

黄芪 20g　党参 15g　炒白术 20g　当归 10g　陈皮 10g　柴胡 10g　升麻 10g　甘草 10g

上 8 味以水 4 杯，煮取 1 杯，药滓再煮，取汁 1 杯，日分 2 次温服。

功效：调补冲海，补中益气。

主治：经后发热，神疲少气，四肢酸楚，脘腹痞闷，不欲饮食，心悸，眩晕，汗出，舌质偏红、苔薄白，脉象细缓。

方义：补中益气汤主治冲脉太阴气虚发热证。方中黄芪主入肺脾之脏；当归主冲脉为病，逆气里急，带脉为病，腹满，腰溶溶如坐水中；白术主冲脉为病，逆气里急，脐腹痛；甘草缓带脉之急。看似太简单了吧。

脾胃者，营卫气血生化之源。脾胃损伤，气血虚损，则易发热；冲脉亦隶于脾，脾主统血，血虚亦易发热，精神疲倦，少气懒言；气虚则卫外不固，故而自汗出；脾失运化，而脘腹痞胀。脾血不足，无上奉心，故而心悸，头目眩晕；脉与舌象，无不为太阴冲脉气虚发热之候。补中益气汤中黄芪为主，补中益气、升阳、固表、止汗；参、术、甘草益气健脾；陈皮理气和中；当归养血；升麻、柴胡以升提下陷之阳气。诸药合用，使中气充足，脾胃健运，则发热自除。又脾主统血与健运，冲为血海以调经，脾之统运旺盛，血海自得滋养。本方不言调冲，只言健脾，其实调补冲海之法，寓于补中益气之中矣。

升阳泻热汤（《沈氏尊生书》）

柴胡 9g　升麻 6g　陈皮 12g　赤茯苓 12g　枳壳 12g　香附 12g　甘草 6g　白芍 12g

功效：升清泻热，安和冲脉。

主治：逆气里急，膈咽不通，大便不行。

方义：冲脉为病，逆气里急，其气冲及胸膈及咽喉，乃血气虚而上逆之象，所以上冲胸咽，其因又为大便不行，大肠燥金伤津，肾与冲脉阴液不足，故而虚火升之，阻塞于胸膈而形成冲脉之病。方中柴胡、升麻以升清阳之气，所谓“火郁发之”；陈皮、赤茯苓、香附以理气机；枳壳开胃宽肠；白芍以平肝火、冲热。以通其腑，上以清之，下以泻之，冲脉安和而病则已。

神功丸（《兰室秘藏》）

兰香叶（如无，藿香代之）　当归身　木香各 3g　升麻 3g　生地黄（酒洗）　生甘草各 9g　黄连（酒洗）　缩砂仁各 15g

上同为细末，汤浸蒸饼为丸，如绿豆大，每服 100 丸或 200 丸，白汤下，食远服，兼治血痢及血崩及血下不止，血下褐色或紫色、黑色，及肠癖下血，空心服米汤下。其脉洪大而缓者，及治麻木、逆气上行、妄闻妄见者。

功效：清热燥湿，凉血止血。

主治：多食肉的人口臭不可近，牙齿疳蚀，牙龈肉将脱，牙齿落血不止；并治血痢及血崩，血下不止，血下褐色或紫色、黑色，及肠澼下血，脉洪大而缓者；及治麻木厥气上冲，逆气上行，妄闻妄见者。

方义：东垣意在清热，仍以去湿为首务。湿淫所胜，治以黄连、木香，以苦燥之；佐以兰香、藿香，以辛散之。热淫所胜，治以木香、砂仁之苦温；佐以升麻、甘草之甘辛；反佐以清胃散中之当归、生地滋湿之品，引领风燥之药，并去其血分之湿热。

二陈汤（《和剂局方》）

陈皮 3g　半夏（姜制）6g　茯苓 3g　甘草 1.5g　本书于“冲脉为病”篇加黄芩、黄连、栀子、苍术。

功效：祛湿热而豁痰，理气和中而理冲。

主治：冲脉为病，气逆膻中作痛，喘呕吞酸，脐上一点气，上至咽喉如冰。胸膈胀满、头眩、脉滑。

方义：二陈汤一方治湿痰之证，多由脾气不运，湿邪阻滞，胃失和降，清阳不升。方中半夏祛湿化痰，陈皮理气降逆；茯苓健脾渗湿；甘草调和药味。本方在此又加黄芩、黄连、栀子、苍术以清冲脉中上焦之热。祝橘泉曰：“此得之大醉及厚味过多，子后申时相火自下腾上，故作痛也。以二陈加芩、连、栀子、苍术，数饮而愈。”

生脉散合四苓散

人参 15g　麦门冬 9g　五味子 6g　茯苓　猪苓　泽泻　甘草各 9g

功效：益气以生津固汗，利小便以清湿热。

主治：湿热痿证，四肢痿软，四肢冷如冰或四肢如火，心中烦，心闷。

方义：此云冲脉痿证，暑月病此，汗出过多，阴亏伤及肝肾，肝主筋、肾主骨、筋骨失养而病甚，容易形成痿厥，则四肢痿冷，心中烦躁，精血枯涸，乃不足之中之不足也，若冲脉上逆，或四肢如火，乃湿热痿证，宜清燥去湿之药治之，方用生脉散益气生津以固汗，四苓散利小便以清湿热。可加知母、黄柏，以增强去湿热而坚阴之功。

五苓散

猪苓 9g　泽泻 20g　白术 9g　茯苓 9g　桂枝 6g

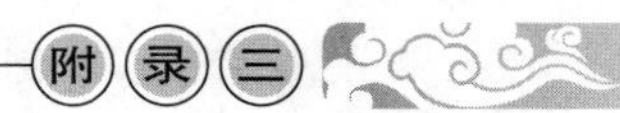

上药捣为散，以白米汤送服9g，日三服，并饮暖水，汗出愈。

功效：利水渗湿，温阳化气。

主治：外有表证，内有水湿，头痛发热，烦渴欲饮，或水入即吐，小便不利，舌白脉浮。

方义：肺内证，脐右有动气。动气就是脏腑的经气之动。本条动气在右，乃肺气虚证。肺开窍于鼻，肺病则治节不利，误汗伤其气，气虚不能帅血，血溢妄行，冲脉血气不宁，则衄；汗出亡津，故渴而烦；肺气不能通调水道，所以饮水即吐。方用五苓散以通利膀胱之水。方中重用泽泻，直达膀胱，辅以茯苓、猪苓之渗淡，白术健脾化湿，桂枝一可解表，二可温化膀胱之气。本方既可利水渗湿，又能健脾以运湿。右脐动之，又不可攻下，误用之，津液更伤，就会咽中和鼻干燥，头晕心悸，肺伤后，津液之化源告竭，恐成燥证。所以仲景说："次与竹叶汤。"

竹叶汤（《金匮要略》）

竹叶一把　葛根三两　防风　桔梗　桂枝　人参　甘草各一两　附子一枚（炮）　大枣十五枚　生姜五两

功效：益津清热，养筋止痉。

主治：产后血虚汗多之痉证。症见发热，面正赤，喘而头痛，脉虚弱等。

方义：本证脊背反强而发热面赤，亦痉证之渐。方用竹叶、葛根、防风、桔梗解在外之风热，人参、附子固里气以防脱证，甘、姜、枣调和阴阳之气。本方是风热外淫、里气不固的方剂，《金匮要略》以治产后血虚发热的虚证。

防风白术牡蛎汤

防风　白术　牡蛎（煅）各等分

功效：养血息风，滋阴补肝，潜阳敛汗。

主治：肝血虚，头目眩晕，汗出不止，血不养筋而筋惕肉瞤，脉来虚弦。

方义：防风虽为风药，但力量缓和，李杲谓其"风药中润剂也”。防风、白术相伍，以治卫虚自汗。牡蛎一药，性味咸寒，咸能软坚，寒能清热，有镇惊固涩之功，为调补冲脉、益阴潜阳、固精敛汗之品。

小建中汤

桂枝一两　白芍六两　甘草二两　生姜三两　大枣十二枚　胶饴一升

功效：温中补虚，和里缓急。

主治：虚劳里急，腹中痛，或虚劳心中悸动、虚烦不宁，阳虚发热，头晕，汗出不止，筋惕肉瞤。

方义：虚劳腹痛，肝脾失调，营卫不和，故见虚劳发热。方用饴糖甘温补脾，温中补虚，和里缓急，为方中之主药；桂枝温阳，芍药养阴、养血，有缓冲脉之急之功；生姜辛温，甘草、大枣甘温为使。方中饴糖、桂枝辛甘化阳，甘草、芍药甘酸化阴，缓挛急以调肝脾。中央得运，化生气血，则虚劳发热、心悸不宁等症，何患不愈。

甘草干姜汤

甘草四两　干姜二两（炮）

功效：辛甘化阳以复阳气。

主治：汗出心烦，微恶寒，脚挛急，咽中干，吐逆，头晕，目眩，汗不出，腹里拘急，身虽有热，反欲拳蜷不展。

方义：本方取甘草之甘，干姜之辛，辛甘合用，为理中汤一半，重在温复中焦、冲脉、胃脘之阳气，中阳复，而厥自愈。

李根（皮）汤（《圣济总录》）

李根白皮八两　半夏七两　炮姜　桂枝各四两　赤茯苓三两　人参　甘草各二两　附子（炮裂）一两

按：此处指用李根白皮汤，并非《金匮要略》的奔豚汤证。《金匮要略》的奔豚汤证是由肝火上逆引发，用之以疏肝清热，降逆止痛。本方所治由肾虚、寒水上逆所引起，系阳虚水停、冲脉上逆之证，所以用附子、茯苓等以温肾化水安冲为法，当鉴别之。

陈皮汤（《三因极一病证方论》）

陈皮一两半　甘草　竹茹各五钱　人参二钱五分　生姜三片　大枣一枚

治动气在下，不可发汗，发之反无汗，心中大烦，骨节疼痛，目瞤，恶寒，食则反呕，谷不得入。

按：脐下有动气，是肾气虚。肾虚之证，不可发汗，因肾主水为闭蛰封藏之本，其经少血，虽发汗而不得汗，使肾气益虚，水亏不能上交于心，心火无制，故心中大烦。肾主骨，肾虚故骨节疼痛，头目眩晕，乃精气亏，瞳子无荣；肾阳虚而恶寒，火气不足不能生土，食则呕吐。这种变证，都是由于肾虚弱，误用发汗所致。误下之后，肾之寒气上逆，合并冲脉，故又腹部胀满而心下痞塞。头为诸阳之会，肾阳虚，故又卒起眩晕，火衰于下，不能腐熟水谷，所以食之则下清谷。

甘草泻心汤（《伤寒论》）

甘草四两　黄芩三两　黄连一两　干姜三两　半夏五合　大枣十二枚

功效：和胃泄痞。

主治：心下痞硬而满，腹中雷鸣，下利日十余行，完谷不化，干呕，心烦不安，复下之其痞益甚。

方义：本方为治下后里虚胃弱，心下痞硬所设。方用甘草、大枣甘以补中，干姜、半夏辛以通达，芩连苦寒，泄痞清热；甘草用四两，为本方君药。

牡蛎泽泻散

牡蛎　泽泻　蜀漆（暖水洗去腥）　炒葶苈子　商陆根（炒）　海藻（洗去咸）　栝蒌根各等分

上7味，各捣，下筛为散，更于臼中治之，白饮和服方寸匕，日三服，利小便。

功效：重病后，下焦气化失常，水气不行，带下不止。

主治：调补带脉，重病愈后，腰以下有水气，湿热壅滞，水气不行，停留作肿，脾虚腹胀，膀胱不泻，膝胫足跗皆肿胀，脉来沉数有力。

方义：《金匮要略》指出："诸有水者，腰以下肿，当利小便；腰以上肿，当发汗乃愈。"因病在下在里，所以用牡蛎泽泻散以决逐利水，但其力猛峻，以实肿为宜，虚肿不可用。细分牡蛎咸而走肾，同渗药则下走水道；泽泻利水入肾，泻膀胱之火，渗湿热之要药。栝蒌根解烦渴而行津液，导肿气；蜀漆能破其澼，为祛痰逐水必用之药；葶苈子利小便而消肿，可去十种水气；商陆苦寒，专利水气，治肿满；海藻咸而润下，使邪气向小便出。

易老没药散

没药（另研）　红花　元胡（炒）　当归各等分。

研为细末，每服二钱，童便、黄酒各半盏，同煎至六分，热服。

功效：活血养血，祛瘀止痛。

主治：妇人血气疼痛，不可忍者。

肾着汤（《备急千金要方》）

甘草20g　白术20g　茯苓30g　干姜10g

上4味以水5杯，煮取1杯半，药滓再煮，取汁1杯半，日分3次温服，每次1杯，以腰中以下暖和为宜。

功效：调补带脉，肾着。

主治：身体重，腰中冷，如坐水中，形肿如水状，身劳汗出，衣里冷湿，久久得之，腰下冷痛，腰重如带五千钱沉重。

方义：肾着汤主治带脉之肾着病。肾着病之因，主要是寒湿附着于肾脏之外府，并非肾脏本病，湿气过重，故而身重；寒湿

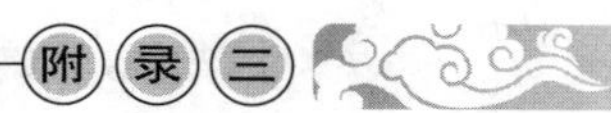

侵于腰部，故腰冷，如坐水中，寒冷不已。其病冷湿，居肾外府，所以腰以下感到冷痛、沉重。徐忠可谓："盖肾有邪则腰间带脉常病，如溶溶如坐水中……药以苓、术、甘草扶土胜湿为主，而以干姜一味温中去冷，谓肾之元不病，其病在肾之外府。故治其外之寒湿而自愈也。"尤在泾又谓："治法不在温肾以散寒，而在燠土以胜水，甘姜苓术辛温甘淡，本非肾药，名肾着者，原其病也。"

渗湿汤

苍术20g　白术20g　甘草20g　干姜20g　茯苓30g　陈皮30g　丁香6g

上药以水4杯，煮取1杯，药滓再煮，取汁1杯，日分2次温服。

功效：调理带脉，健脾化湿，渗淡止带。

主治：坐卧湿地，或为雨露所袭，身重、脚弱、关节重疼、发热恶寒，或小便秘涩，大便飧泄，或汗出衣里，湿渍得之。腿膝或肿，小便利，反不渴。

方义：渗湿汤一方，为健脾化湿止带之剂。方中苍术、白术均为芳香醒脾之药，苍白二术既可入冲脉又可入带脉，以清冲之虚热，渗带脉之湿浊；干姜与丁香可补脾之阳气，云苓又渗淡利湿，陈皮以理中焦之气滞，甘草和其营卫。全方共达健脾化湿，渗淡止带之功。

独活汤

当归　连翘各钱半　羌活　独活　防风　泽泻　肉桂各一钱　防己　黄柏　大黄　甘草各五分　桃仁（留尖）九粒。

酒水各半煎。

功效：活血养血，祛风除湿。

主治：闪挫劳役，腰痛如折；入带脉以疗湿热赤白带下。

方义：独活气味苦辛甘平，气味俱薄，浮而升阳也，入足厥阴、少阴，引经之风药，故以之为君；防风气味辛甘温，入手足太阳之风药；羌活之气味与独活同，入足太阳兼能利水；当归、桃仁、大黄活血通络止痛；大黄又协助连翘、黄柏清热，协助泽泻、防己利湿。肉桂温中，又有引火归原之义；甘草气味甘平，兼通入十二经脉也。

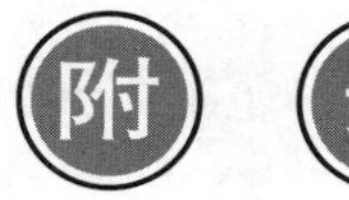
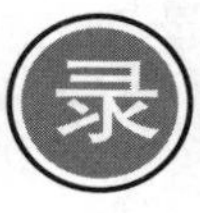

历代医家常用方选

生化汤

当归 15g　川芎 10g　桃仁 10g　炮姜 6g　甘草 10g　芥穗炭 10g　红花 10g

上药以水 3 杯，煮取 1 杯，药滓再煮，取汁 1 杯，日分 2 次温服。

功效：调节任脉，活血化瘀，温经止痛。

主治：产后恶露不断，腹痛拒按。或恶露不下，腹痛甚，舌质紫黯，脉来弦细而涩。

方义：生化汤一方，乃治产后恶露之主方，亦为活血化瘀之良方，尤为妇人产后常用之方。但药性偏温，应以产后瘀阻而兼血虚有寒者为宜。方中当归、川芎以活血养血；桃仁，红花以活血化瘀；炮姜以暖宫止血；芥穗炭以助炮姜止血散瘀。若恶露已行而腹部小痛，可减去破血之桃仁；若属血寒小腹冷痛，可加肉桂以温经散寒；若恶露色紫，有味，面颊红润，口干舌红，脉细数，应清热解毒，养血止血，固冲脉。若气虚恶露不止，小腹堕痛，神衰、气短、脉细无力，又可用补中益气汤，养血止血，调补冲任以益胞宫。

三甲复脉汤

甘草 20g　生地 20g　白芍 20g　麦门冬 20g　阿胶 10g　火麻仁 10g　生牡蛎 15g　鳖甲（制）20g　龟甲（制）30g

上9味，先煮8味，取汁2杯，烊化阿胶，日服3次，温服。

功效：滋补阴维，潜阳息风。

主治：阴维亏虚，热深厥深，心痛大动，躁烦不安，舌红少津，脉象细数。

方义：阴维之脉隶属于肝肾，热深厥深等证均为阴液耗损、内风扰动之象。三甲复脉汤，治以息风，息风又必介类潜镇不为功也。方中以生地、白芍、麦冬滋阴；阿胶、麻子仁以养血；生牡蛎以固涩清热；龟甲乃阴中至阴之物，且得水火既济之义，主入心、肝、肾、脾四经，尤能调补任脉、冲脉、阴维之脉，此处用之以补阴益血，滋阴潜阳；鳖甲主入肝脾，主补阴、退热、散结；甘草调和诸药。全方共奏滋补阴维，潜阳息风之效。

达原饮

槟榔10g　川朴6g　草果10g　知母6g　白芍6g　黄芩6g　甘草6g

上7味以水3杯，煮取1杯，药渣再煮，取汁1杯，日分2次温服。

功效：调节阳维，开达膜原以清热解毒。

主治：阳维少阳疟证。憎寒壮热，发无定时，一日一发或二日一发，胸闷呕恶，头痛烦躁，舌红苔腻垢，脉弦数。

方义：达原饮一方，主治阳维少阳疟证。疫毒秽浊之邪盘居于阳维少阴之分，亦及膜原半表半里所发之证。疫毒之邪侵入膜原，邪正相争，故见憎寒壮热发无定时，一日一发或二日一发，邪毒深入，导致头痛，呕恶，胸闷烦躁，舌苔厚腻，一派秽浊之候。邪气盘居半里半表之膜原，忌用汗法；胃不实，亦不可攻下。方中川朴理气化浊；草果辟秽止呕，宣达伏邪；槟榔辛散湿气，化痰破结；三药气味辛烈，可直达膜原，逐邪外出。黄芩、白芍、知母清热泻火，滋阴解毒；甘草调和诸药，清热解毒。诸药和合，共奏开达膜原、辟秽化浊、清热解毒之功效。

十补汤

人参10g　茯苓12g　川芎6g　肉桂3g　当归10g　白芍

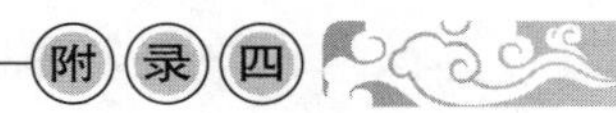

10g　白术 10g　熟地 15g　甘草 10g　黄芪 10g　益智仁 10g

上 11 味以水 4 杯，文火久煮，取汁 1 杯，药滓再煮，取汁 1 杯，日分 2 次温服。

功效：调节阳跷，健脾补肾。

主治：阳跷虚损，卫气痹阻，腰背疼痛，冷气腹痛，泄泻。

方义：十补汤一方，主治阳跷虚证。阳跷乃足太阳经之别脉，行于腰脊。阳跷络脉受损，卫气痹阻，则皮肤涩痛，麻木，汗出，恶风寒。甚则阳跷虚损，失却矫健之职，脉气紊乱，影响脑府元神之气，则于昼间发生癫痫、僵仆、羊鸣、瘈疭之证。十补汤乃调补阳跷虚损之方。方中参、苓、术、草、黄芪、肉桂以调补阳跷及脾肾亏损；当归、白芍、熟地、益智仁以调补阴气，使阳跷卫阳之气与阴分之气合，荣卫和则病愈。

酸枣仁汤

酸枣仁 30g　甘草 10g　知母 10g　茯苓 20g　川芎 10g

上药水煮 2 遍，取汁 2 杯，日分 2 次温服。

功效：安跷脉以养血，清热以除烦。

主治：虚劳，虚烦，失眠。

方义："气生于阳，阳气满不得入于阴，阴气虚，故曰不得瞑。"所谓阳气满，卫气不得入于肝胆，魂不入脏，魂不藏故虚烦不眠。酸枣仁汤养血虚而敛阴气。《本草经疏》谓："酸枣仁得木之气而兼土化，故其实酸平，仁则兼甘，气味匀齐，其性无毒。"又说："专补肝胆以复醒脾，从其类也。"配甘草，酸甘化阴，收敛虚阳之气，归于跷脉，藏之肝胆。川芎调气血，与酸枣仁一酸收，一辛散，相反相成，发挥养血安神之效。茯苓配酸枣仁以安神魂。知母、甘草清热除烦。虚热除，虚烦止，眠睡自宁。

黄连温胆汤加味

黄连 6g　陈皮 15g　半夏 15g　云茯苓 15g　甘草 10g　竹茹 10g　枳实 20g　石菖蒲 20g　远志 10g　酸枣仁 30g　羚羊角粉 2g（分冲）

上药水煮 2 遍，取汁 2 杯，日分 2 次温服。每次兑冲羚羊角粉 1g。

功效：调节阳跷，化痰开窍。

主治：阳跷少阳癫证。发病如醉如痴，言语不序，喜笑无时，甚则惊恐气怯，舌苔黄腻，脉弦滑。

方义：阳跷脉的发病，主要表现在目的开合与足的行动，但重点在脑。方中黄连性味甘寒，主入心、肝、胆、肾、大肠，此方用之，清肝胆以明目；陈皮、枳实理气开郁；半夏、茯苓降气化痰；枣仁、甘草以补虚扶正，养血安神；石菖蒲开窍化痰，借其芳香清洌之气，辟秽浊不正之邪，振奋清阳之气，开窍而省迷惑，大有提神通窍之功；远志通达心肾之气，故能安神，豁痰，除邪气，安魂魄；羚羊角特有醒脑、息风、定惊之功，可清彻阳跷少阳之痰火而疗癫痫。全方组成既不偏任温燥以劫液，又不偏用清润以助痰为其专长。

二仙汤

仙茅 20g　仙灵脾 20g　当归 10g　巴戟天 15g　黄柏 10g　知母 10g

上药水煮 2 遍，取汁 2 杯，日分 2 次温服。

功效：温补阳跷，补益肾精。

主治：阳跷脉“下气不足，则乃为痿厥心悗”，即在下部的正气不足，出现四肢痿软无力，或心胸满闷等。

方义：《灵枢·口问》云：“上气不足，脑为之不满，耳为之苦鸣，头为之苦倾，目为之眩。”治以杞菊地黄汤。又云：“中气不足，溲便为之变，肠为之苦鸣。”治以补中益气汤。又云：“下气不足，则乃为痿厥心悗。”治以二仙汤、肾气丸。异乎寻常的奇经之病，与一般病的致病因素不同，邪气盘踞之处，大都是由于正气不足。所以在下部的正气不足就会出现四肢痿软，心胸满闷。二仙汤的主要功效为温肾阳，益肾阴，泻肝火，壮筋骨；主治体倦乏力，腰酸腿软，下肢痿痹，筋惕肉瞤，阵发性面颊烘热，心烦自汗等。方中以仙茅、仙灵脾、巴戟天温补肾阳；黄柏、知母滋肾保阴；当归温润血脉。肾之阴阳得补，血气得养，跷脉得滋而下气自足，痿痹自除。

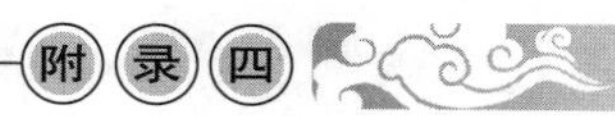

完带汤

炒白术 25g　炒山药 20g　党参 15g　白芍 15g　制苍术 15g　陈皮 15g　炒黑芥穗 6g　柴胡 6g　甘草 10g　车前子 20g

上 10 味以水 4 杯，煮取 1 杯，药滓再煮，取汁 1 杯，日分 2 次温服。

功效：调补带脉，健脾益气，除湿止带。

主治：带下色白如蛋清，连绵不断，面浮跌肿，四肢不温，精神疲倦，纳少便稀，舌淡，苔薄白。

方义：大凡带下之病，总不外乎湿邪为病。脾失健运，水湿停聚，是产生白带之因。完带汤一方，主治脾虚肝郁，湿浊下注。方中白术、山药、党参以补中健脾；白术燥湿，佐苍术、陈皮燥湿理气；车前子利水渗湿；柴胡、白芍疏肝解郁；黑芥穗以收涩止带；甘草调和诸药。此乃肝脾同治之法。

内补丸

鹿角霜 20g　菟丝子 20g　沙苑子 15g　桑螵蛸 20g　肉苁蓉 20g　熟附子 10g　肉桂 6g　黄芪 30g　白术 20g　白蒺藜 10g　紫菀 10g　海螵蛸 30g

上药以水 4 杯，煮取 1 杯，药滓再煮，取汁 1 杯，日分 2 次温服。

功效：温补肾阳，除湿止带。

主治：带下清冷，绵绵不断，腰腹冷痛，小便清长，大便溏薄，脉沉迟，舌淡苔白。

方义：内补丸一方，主治带脉少阴虚寒证。方中鹿角霜性味甘平，以治脾肾虚寒，白带下注；肉苁蓉、沙苑子、附子、肉桂以滋肾壮阳，益精止带；白蒺藜以行气疏肝；紫菀温肺；桑螵蛸、海螵蛸收敛精气，祛湿止带；黄芪、白术补脾肺之气。全方共奏温补肾阳，除湿止带之效。

易黄汤

炒山药 30g　炒芡实 30g　盐黄柏 6g　白果仁 10g　车前子 20g　土茯苓 20g　滑石 20g　樗皮 10g　甘草 10g

上药以水 3 杯，煮取 1 杯，药滓再煮，取汁 1 杯，日分 2 次温服。

功效：调节带脉，健脾固肾，清热燥湿，止带除浊。

主治：带下色黄，稠黏腥臭，阴痒溲赤，腰酸痛，舌红、苔黄腻，脉象滑数无力。

方义：易黄汤用山药、芡实补任脉之虚，又能利水；加白果引入任脉之中；至于用黄柏，乃清肾中之火也；凡带脉多属脾虚，久则生热，方用黄柏、车前子妙；加滑石助车前子以清热利水；加土茯苓、樗皮助黄柏清热燥湿、解毒；甘草清热泻火，以防苦寒伤胃。

止带汤加味

茵陈 20g　金银花 20g　蒲公英 20g　茯苓 20g　土茯苓 30g　泽泻 20g　赤芍 15g　栀子 10g　丹皮 10g　炒车前子 20g　猪苓 10g　黄柏 10g　川牛膝 10g　樗皮 10g　连翘 20g　苍术 15g

上 16 味以水 5 杯，煮取 1 杯半，药滓再煮，取汁 1 杯半，日分 3 次温服。

功效：清热解毒，利湿止带。

主治：带下黄绿如脓，量多味秽，或带中夹血，阴痒，灼热肿痛，小便涩赤，或小腹作痛，舌红苔黄，脉滑数。

方义：止带汤一方，主治带脉太阴湿毒。脾湿，湿淫过度，意欲冤结，郁而化火，化为湿毒，伤及冲任，带脉失约，故而带下黄绿如脓，气味秽臭。伤及血络，而带中夹血。湿毒侵蚀阴部，则阴中作痒，灼热肿痛。湿热之毒伤及州都，故小腹作痛，便溺涩赤，尿痛、尿急，脉症互勘，均为湿热之毒郁结不除之候。方中以大队清热之品以解毒，又以牛膝、丹皮凉血化瘀，引药下行；另加苍术以醒脾运湿；复加樗皮以解湿火之毒。

保阴煎

生地 30g　熟地 30g　山药 30g　当归 10g　白芍 10g　黄芩 10g　黄柏 10g　川续断 20g　甘草 10g

上药以水 3 杯，煮取 1 杯，药滓再煮，取汁 1 杯，日分 2 次温服。

功效：固肾止带，滋阴清热。

主治：带下色赤，淋漓不断，心悸寐劣，心中烦热，大便干燥，头目眩晕，口渴少津，少苔，脉细数。

方义：《奇经八脉考》引《灵枢》："足少阴之正，至腘中，别走太阳而合，上至肾，当十四椎，出属带脉。"带脉通于肾，肾阴亏虚，内热鸱张，带脉失却约束之权，即下赤白带下，内热神昏，心中烦热不安，寐劣多梦，头目为之眩晕；阴虚津亏，故口渴便燥。保阴煎一方，以生熟二地填补肾中真阴；当归、白芍补脾固肾止带；川断补肝肾，壮筋骨，尤能止血；黄芩引地芍上达清肺以止烦渴；黄柏坚阴、清热……可除湿止带；甘草调合诸药，以达清热、固肾以止带。

大补阴丸

盐炒黄柏 12g　盐炒知母 12g　熟地 20g　制龟甲 20g　白芍 15g　茯苓 15g　泽泻 15g　生龙骨 15g　生牡蛎 15g　海螵蛸 20g

功效：调其带脉，滋阴降火。

主治：带下赤黑相杂，腰痛便燥，潮热颧红，头目眩晕，咽痛，心中烦热，夜寐不安，小便短少，舌质红绛、少苔，脉象细数。

方义：大补阴丸一方，为滋阴降火、补肾填精之品。黄柏、知母泻火力强，泻火以保阴液，属清源之用；熟地、白芍大补肝肾之阴而生血；龟甲一药，血肉有情，填补肾精以培本；云苓、泽泻通淋利水以泻伏火；龙骨、牡蛎以滋阴潜阳，敛心安神；海螵蛸收涩止带。

利火汤

大黄10g　白术15g　茯苓15g　王不留行10g　黄连10g　栀子10g　知母6g　石膏25g　刘寄奴10g　车前子20g（包）

上药以水3杯，煮取1杯，药滓再煮，取汁1杯，日分2次温服。

功效：清热泻火，渗湿利带。

主治：带下灰黑，黏垢腥臭，腹中疼痛，面色苍老，心中烦热，咽干口渴，阴肿溲赤涩痛，舌绛少苔，脉弦数。

方义：利火汤一方，傅青主指出："今用黄连、石膏、栀子、知母一派寒凉之品，入于大黄之中，则迅速扫除，而又得王不留行与刘寄奴之利湿甚急，则湿与热俱无停住之机，佐白术以辅土，茯苓以渗湿，车前子以利水，便成既济之卦矣。"

温经汤

吴茱萸6g　当归9g　芍药9g　川芎6g　人参6g　桂枝6g　阿胶9g　牡丹皮6g　生姜6g　甘草6g　半夏9g　麦门冬9g

上药以水4杯，煮取1杯，药滓以水3杯，再煮取1杯，日分2次温服。

功效：调补冲任虚寒，养血祛瘀。

主治：冲任虚寒，瘀血阻滞月经不调或前后不定，傍晚发热，手心烦热，唇口干燥，小腹冷痛或久不怀孕。

方义：方中吴茱萸入冲脉，桂枝入阳维，并温下焦，二者温经散寒通脉；当归、川芎活血祛瘀，养血调经；阿胶、芍药、麦冬养血益阴；丹皮可助桂枝、川芎祛瘀通经，并退热；参、草、姜、枣、半夏益气和胃，以滋生化之源；甘草和药，共奏温经通脉，养血祛瘀之效。

当归生姜羊肉汤

当归60g　生姜30g　鲜羊肉500g。

上3味以水2000ml，煮取1500ml，每服500ml，日3服。

若寒多加生姜至50g，痛而多呕者加橘皮60g、白术30g。

功效：调补冲任虚寒，养血调肝止痛。

主治：此冲任肝气郁滞，引起厥阴寒疝作痛，逆气内急。

方义：当归生姜羊肉汤一方，乃调补冲任、养血补虚、温肝治络、散寒之剂。本证寒疝，偏重血虚，与肝之经络有关，肝主藏血，冲脉隶属于肝，气血凝泣，故用当归、生姜温煦肝经之虚寒，补肝血以和络。羊肉乃血肉有情之品，补虚生血，益气温经。《内经》所谓："形不足者，温之以气；精不足者，补之以味。"既补形又补精，两全其美。

安妊饮

桑叶30g　竹茹20g　丝瓜络20g　酸枣仁15g　生姜6g

上5味以水3杯，煮取1杯，药滓再煮，取汁1杯，日分2次温服。忌食荤腥及燥热之品。

功效：安和胎妊，和中降逆。

主治：恶阻，即妊娠反应。呕吐酸苦，头晕目眩，胎动不安，心中烦热，卧寐不安。

方义：安妊饮一方中，桑叶、竹茹性皆清凉，得秋金之气，行肺气而转胆枢；丝瓜络亦清凉降火之品；唯酸枣仁一药，为肝胆家之正品，安和胆枢之要药，且补中益肝气，肝、胆、脾疏降一气贯之，皆酸枣仁一药之功也；生姜专主畅胃气而开痰下食，亦为呕家之圣药。若但胃气虚弱，食欲不振，逆气上冲，浊气不降，清气不升，亦属冲脉上逆之形，因冲脉与胃关系十分密切，可稍加党参、白术、砂仁壳；若兼脾肺气虚，水湿停蓄中焦，呕吐痰涎者，可加陈皮、茯苓等。

寿胎丸

菟丝子30g　桑寄生30g　川续断30g　阿胶15g

上4味先煮3味，取汁2大杯，以药汁烊化阿胶尽，日分2次温服。

功效：调补任督以护胎。

主治：怀妊数月，若腰酸腰痛，有下堕之感，恐将滑胎者。

方义：寿胎丸一方，川续断主入带脉，菟丝子大能补肾气，肾旺自能荫胎；桑寄生根不着土，寄生树上，又复隆冬茂盛雪地水天之际，叶翠子红，亦善吸空中气化之物，且其寄生树上，亦犹胎之寄母腹中，气类相盛，大能使胎气强壮，故《本经》云其能安胎；川续断不但能强带脉约束，亦为补肾之药，而其节之断处，皆有筋骨相连，大有连属维系之意；阿胶乃驴皮所熬成，驴历十二月始生，较他物独迟，以其迟可挽流产之速，自当有效。诸药和合，堕滑可除。

胶艾汤

川芎 6g　阿胶 10g　甘草 10g　艾叶 15g　当归 10g　白芍 10g　熟地 20g　寄生 15g　菟丝子 20g

上 9 味先煮 8 味，煮 2 遍，取汁 2 杯，以药汁烊化阿胶，兑黄酒 50ml，日分 2 次温服。

功效：固补冲任，益气安胎。

主治：妊娠胞阻，小腹作痛，绵绵不止，喜温喜按，心悸不安，甚则胎动不安，舌淡、苔薄，脉细弱。

方义：胶艾汤一方，主要是固补冲任，益气安胎。冲为血海，任主胞胎，冲任虚损，胞胎虚弱，治必益气安胎。方中芎、归、地、芍调血调补冲任；甘草、芍药又可缓急止痛；阿胶与艾叶同用，有养血补血、暖宫之效；重用桑寄生、菟丝子以增强固护胎元之功。

安奠二天汤

人参 20g　熟地黄 30g　炒白术 25g　炒山药 15g　山萸肉 15g　杜仲炭 10g　枸杞子 10g　炒扁豆 15g　甘草 10g

上药以水 4 杯，煮取 1 杯，药滓再煮，取汁 1 杯，日分 2 次温服。忌食生冷，黏腻之品。

功效：固护冲任带脉，补肾固胎。

主治：妊娠感寒，寒气内入或肾阳不足，寒从内生，小腹冷痛，喜温之熨之，胎动不安，有欲堕之感，心悸不安者。

方义：安奠二天汤一方，亦治妊娠胞阻之证。《傅青主女科》指出："妊娠少腹作痛，胎动不安，如有下堕之状，人只知带脉无力也，谁知是脾肾之亏乎，夫胞胎虽系于带脉，实关系脾肾。脾肾亏损则带脉无力，胞胎则无以胜任矣……补先后二天之脾与肾，正所以固胞胎之气与血……非大用参、术、熟地补阴补阳之品，断不能挽回于顷刻。"

三圣温海汤

当归 30g　制何首乌 30g　柏子仁 20g

上 3 味以水 3 杯，煮取 1 杯，药滓再煮，取汁 1 杯，日分 2 次温服。

功效：温血补血，调补血海。

主治：妇人产后发热汗出，头目眩晕，心悸寐劣，舌质偏红、苔薄，脉细无力。

方义：三圣温海汤的功能为通过补血、养血、生血、摄血、温血、调血达到调补血海之功，以治疗产后血虚引发的一切病症。方中以当归一药为主，味辛甘苦而润，辛温又兼能行气，有治一切风、一切劳之功；主入下焦，温煦血海，兼暖带脉虚冷，凡妇人月经不调，血虚经闭，胎产诸虚都可用为主药。制何首乌主补肝肾，益精气，补精血，补血而不腻滞。柏子仁性味甘平，入心脾益血养心，敛血止汗，入心养神，入肾定志；若心神虚怯，惊悸怔忡，用之无不应验；用于产后血虚引发诸证尤善。

艾附暖冲汤

艾叶 20g　熟附片 6g　补骨脂 6g　肉桂 6g　熟地 30g　菟丝子 20g　蛇床子 20g　云茯苓 20g　小茴香 10g　干姜 6g　甘草 6g

上药以水 4 杯，煮取 1 杯，药滓再煮，取汁 1 杯，每日 2 次温服。

功效：温冲任之虚寒，补脾及命门之火。

主治：妇人产后阴冷及小腹冷痛，腰脊不温，面浮跗肿，大便溏薄，舌淡，脉细弱。

方义：妇人阴冷，命火不及也。艾附暖冲汤以艾叶为君，此味温煦而香，暖气血而温经脉，逐寒而止阴冷。附子、补骨脂、肉桂温补命门之火；配熟地以济之，又大补阴血。菟丝子、小茴香一温督脉腰脊，一温冲任小腹；苓、桂、香、草温健脾阳，并蛇床子以能祛湿。

清经汤

粉丹皮 10g　地骨皮 10g　白芍 10g　黄柏 10g　青蒿 6g　茯苓 10g　细生地 20g　制龟甲 10g　茅根 20g　藕节 20g

上 10 味以水 4 杯，文火煮取 1 杯，药滓再煮，取汁 1 杯，日分 2 次温服。

功效：滋阴固冲，清热凉血。

主治：冲脉少阴实热证。月经超前、量多、色紫、有腥味，心烦，口干口渴、小便色黄，大便燥结，脉滑数。

方义：方中以丹皮、黄柏清热、泻火、凉血而坚肾阴；青蒿清宣血中之郁热；生地、白芍清血热以滋肾阴，又可益脾生津以降火，水升火降，口干口渴可止，心烦可瘳；况茯苓与生地以养阴宁心。龟甲补阴益血，安谧冲任二脉，且龟甲乃至阴之物，其味咸寒，入心肾肝脾四经，得水火既济之义。茅根性凉，既能清热滋阴，又可凉血止血；藕节涩平无毒，功能止血活血、解毒；方中加此 3 味，既不失清热、凉血、养血之效，亦不失补益血海之功矣。

大营煎

熟地黄 30g　当归 20g　杜仲 20g　枸杞子 20g　肉桂 6g　怀牛膝 10g　甘草 10g　炒白术 20g　炮姜 6g　熟附子 10g　党参 10g　炒艾叶 10g

上药以水 4 杯，煮取 1 杯，药滓再煮，取汁 1 杯，日分 2 次温服。

功效：调补冲任，温经扶阳。

主治：冲脉少阴虚寒证。月经后错，量少不畅，腰背酸楚，小腹堕痛，喜温喜按，面萎，头晕，气短，肢冷，小便清，大便溏，

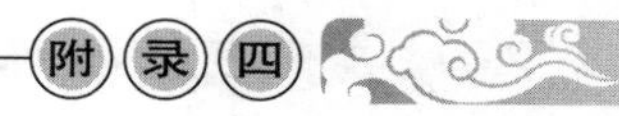

脉细弱，舌淡苔白。

方义：方中熟地、当归补血养血，充养血海；枸杞、杜仲主调补肝肾，强壮腰系，益补冲脉；肉桂温补肾阳以散寒；附子协肉桂达下焦以祛寒湿；艾叶性温而香，温通经脉而暖气血，调补血海；炒白术补脾益气化湿，为脾脏补气第一要药；党参大补元气；甘草取中和之气。脾胃之气奠定，下焦阴寒之气必散，阴气散，阳气复，冲脉、肾气温煦和谐，其病必瘳。

丹栀逍遥散

丹皮 10g　炒栀子 10g　柴胡 12g　当归 10g　白术 10g　茯苓 10g　白芍 10g　煨姜 6g　甘草 10g　生地炭 20g　薄荷 6g

上药以水 4 杯，煮取 1 杯，药滓再煮，取汁 1 杯，日分 2 次温服。

功效：清热安冲，解郁疏肝。

主治：冲脉厥阴郁热证。月经先期，经血时多时少，色紫有瘀，乳胀胁痛，腹痛、烦躁、苔黄，脉弦滑。

方义：方中柴胡疏肝解郁以治致病之因；当归、白芍养血和营以疏肝；茯苓、白术、甘草、煨姜以畅其脾、和其中；巧佐薄荷同柴胡，以条达肝气；丹皮一药凉血、清热、散瘀，《纲目》指出此药有和血、生血、凉血、治血中伏火、除烦热之效；栀子一药有泻火、清热、凉血解毒之功，其气轻清上行清心热，亦可随下行之药以解血热之毒；更加生地炭一药，凉血、养血，并可止血。诸药合用，共奏疏肝解郁、清热安冲之效。

启宫丸

炒白术 15g　半夏 15g　炒香附 15g　炒神曲 10g　茯苓 20g　陈皮 15g　川芎 10g　甘草 10g　苍术 15g　海螵蛸 20g　酸枣仁 15g　当归 15g　泽兰叶 10g

上药以水 4 杯，煮取 1 杯，药滓再煮，取汁 1 杯，日分 2 次温服。

功效：祛痰破滞，健脾理冲任。

主治：冲脉太阴痰阻证。妇人素体肥胖，月经数月一行，色淡红，白带如注，脘腹胀满，心悸气短，精神委靡，久久不孕，口淡乏味，不欲饮食，脉缓或滑。

方义：方中苍术、白术、陈皮、半夏用之以燥湿除痰为主；茯苓、酸枣仁醒脾渗湿，安神定志；香附、神曲以理气化滞；海螵蛸味咸涩，主涩精固带，主治女子赤白带下；当归、川芎、泽兰为活血化瘀之品，亦调冲通任束带之品，久不受孕者，用之尤良。《医方集解》指出："启宫丸治子宫脂满，不能孕育，妇人肥盛不孕者。以子宫脂满壅塞，故不能受孕也。此足太阴厥阴之药也，橘、半、白术燥湿以除痰，香附、神曲理气消滞，川芎散郁活血，壅者通，塞者启，苓、草祛湿和中，助其生气矣。肥而不孕多由痰盛，故以二陈为君，而加气血药也。"

定经汤

菟丝子 20g　白芍 20g　当归 20g　熟地 30g　山药 15g　茯苓 15g　柴胡 10g　芥穗炭 6g　川续断 20g　淫羊藿 10g　甘草 10　阿胶 10g

上 12 味水煮 2 遍，取汁 2 杯，烊化阿胶，日分 2 次温服。

功效：温煦肾气，调补冲任。

主治：月经前后不定，量少质稀，小腹空痛，腰背堕痛，耳鸣眩晕，舌淡苔白薄，脉沉无力。

方义：定经汤主治肾虚，冲任不调。冲任隶于肾，肾脏气血不足，冲任皆失所养，经血先后不定，肾虚府空，经脉失养，故而腰堕；髓海空乏，故头目眩晕。肾开窍于耳，耳鸣乃肾气不达于上也，此皆肾与冲任不足之象。定经汤中熟地、山药大补肾中精血；当归、白芍、菟丝子可补血生血，又可益阴固阳；茯苓健脾利湿；柴胡、芥穗炭非但可以止血化瘀，抑且可以疏发肝之条达，以防蛮补之壅滞；加川续断壮筋骨、补肝肾，亦补其肾与冲任之气；加阿胶以补冲任之血；加淫阳藿以补冲任与少阴阴中之阳气也。诸药合用，以温煦肾气、调补冲任也。

举元煎

党参 30g　黄芪 30g　炒白术 20g　炮姜炭 10g　升麻 10g　甘

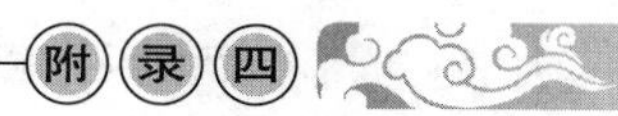

草 10g　炒枣仁 30g　熟地炭 30g　茜根炭 20g

上 9 味以水 4 杯，煮取 1 杯，药滓再煮，取汁 1 杯，日分 2 次温服。

功效：调补冲任，补中益气。

主治：冲任太阴气虚崩漏证。经血淋漓不断，色淡稀薄，面浮趺肿，气滞神委，倦怠乏力，纳谷不香，脘腹痞胀，大便溏薄，舌淡苔白，脉来细弱。

方义：方中参、芪、术、草大补脾气以益生化之源；伍升麻、炮姜炭以温中、升阳、止血、益气；熟地炭大补精血兼止血以固冲任；茜根炭既有止血之能，又有化瘀之功，既止血又不留瘀；枣仁炒香，酸味变香，有醒脾益气之功。诸药冶于一炉，共奏温运中阳以益其气，调补冲任以固其崩脱之功。

固气汤

人参 30g　白术 20g　熟地 20g　当归 15g　茯苓 20g　甘草 10g　杜仲炭 20g　山萸肉 20g　远志 10g　五味子 6g　熟附子片 6g　炮姜炭 10g　川续断 20g　海螵蛸 20g

上 14 味以水 5 杯，文火煮取 1 杯，药滓再煮，取汁 1 杯，日分 2 次温服。

功效：温固冲脉，补肾助阳。

主治：主治冲任少阴阳虚崩漏证。妇人经血淋漓，经血不断，腰背酸痛，少腹冷痛，喜温喜按，周身畏冷，小便清长，大便溏，舌淡苔薄，脉象沉细。

方义：冲任二脉，皆隶属于肾，肾气阳气亏损，无力封藏，冲任不固，因之血下淋漓，欲断不断，形成漏证。固气汤乃傅青主用治崩漏得力之方，所谓“此方固气而兼补血，已去之血，可以速生；将脱之血，可以尽摄。凡气虚而崩漏者，此方最可通治，非专治小产之崩；其最妙者，不去止血，而止血之味，含于补气之中也”。加附子补肾回阳，散逐寒湿。前贤谓附子“能引补气药行十二经，引温暖药达下焦，以祛除在里之冷湿”，又所谓“益火之源，以消阴翳”。川续断主入肝肾，以疗腰膝酸痛，下肢痿痹，胎漏崩带；杜仲补肾，通血脉；炮姜炭温守之力为优，能引药入于血分，而温经止血；海螵蛸温涩，功专收敛，内服尤善止血固崩，又善于入带脉而疗带证；此四味配于固气汤中，大大增强了补肾助阳、温固冲任之功。

归脾汤

白术 10g　云茯苓 10g　黄芪 10g　龙眼肉 12g　枣仁 10g　党参 10g　木香 10g　甘草 10g　当归 10g　远志 10g　生姜 6 片　大枣 6 枚（擘）

上 12 味文火久煮，取汁 1 杯，药滓再煮，取汁 1 杯，日分 2 次温服。

功效：健脾补冲，益气补血。

主治：主治冲任太阴血虚证。断经前后，心悸寐劣，神疲乏力，面色萎黄，四肢畏冷，面浮跌肿，白带如注，舌淡苔白，脉细无力。

方义：方中黄芪、党参为主药，补气健脾；佐以当归、龙眼肉养血和营，益气养血；白术、木香健脾理气；云茯苓、远志、枣仁养心安神；甘草、大枣、生姜以和胃益脾，以资化源。诸药合用，气旺血充，血海得养，其病则愈也。

天王补心丹

生地 30g　五味子 5g　当归 10g　天冬 10g　麦冬 10g　柏子仁 10g　枣仁 10g　党参 10g　丹参 10g　元参 10g　茯苓 10g　远志 10g　桔梗 10g

上 13 味以水 4 杯，文火煮取 1 杯，药滓再煮，取汁 1 杯，日分 2 次温服，忌生葱、大蒜、萝卜、酒鱼及腥臭之品。（或服成药：天王补心丹）

功效：养血补冲，滋阴清热，宁心安神。

主治：冲脉少阴、心肾两虚证。尤其是妇人断经前后，烦躁不安，心悸寐劣，头昏健忘，精神不振，口干、汗出、小便黄、大便秘结，舌质偏红，少苔。

方义：冲脉隶属少阴，肾与心阴亏血少，心失所养，心中烦躁，不得安宁。少阴水火不济，心肾不交，神不守舍，而浮动于上，由是寐劣多梦，易惊健忘，头昏神委；少阴血海并虚，阳气漂荡，以致不时汗出，肾脏阴血不足，不能濡润州都，由是小便少，大便燥。综而观之，一派虚火之象。方中以生地凉血，滋阴清热，使心神不为虚火所困，为方中之主药；元参、天冬、麦冬助生地以滋阴清热；当归、丹参补血养心，心血足而心神自安；参、苓、柏仁、远志以益志宁心，安神；更有五味子、枣仁敛气而安神，桔梗上行，共达养血补冲、滋阴清热、宁心安神之效。

藁本汤

藁本 10g　苍耳子 10g　麻黄 6g　细辛 3g　川芎 10g　当归 10g

上药水煮 2 遍，取汁 2 杯，日分 2 次温服。

功效：走督脉，温阳散风，活络止痛。

主治：脑风头痛，巅顶痛不可忍，颈项背寒怯冷，脑户寒冷等。

方义：风邪循经上干，着于头脑者为头痛，深入则为督脉脑风。方中藁本一药，辛苦温无毒，性升属阳，为督脉以及太阳经寒郁经中、头项巅顶痛及大寒犯脑、连齿颊疼痛之专药，又可入督脉以疗脊强而厥；苍耳子主治头风脑痛，风湿痹痛，此药气味善通顶门连脑，能走督脉；麻黄、细辛皆辛温上浮，麻黄又专破寒实头痛，细辛又专入督脉可疗脊强而厥；川芎、当归辛窜上行，实为温血、养血为其特长，佐于风药之中，以资散风而不伤血、伤阴。前贤有云：“风邪上受，头痛不已，如鸟巢高巅，宜射而去之。”此之谓也。

温督解凝汤

当归 30g　川芎 20g　狗脊 30g　鸡血藤 30g　红花 10g　熟地 30g　鹿角胶 20g（烊化）　黄酒 30ml（兑冲）

上 6 味以水 5 杯，煮取 1 杯，药滓再煮，煮取 1 杯，2 杯药汁合，加鹿角胶烊化，日分 2 次温服，每服兑黄酒 30ml 许。

功效：温阳通督脉，活血通经。

归经：督脉、肝、肾。

主治：督脉寒冷引发之脊背寒冷，或脊椎以及周身各关节骨质增生引起之颈椎僵硬疼痛不适，腰痛如折，下肢畏冷窜痛，头痛、头晕以及风湿痹痛等。

方义：方中当归、川芎甘温而润，活血、搜风、行气以止痛；狗脊温养肝肾，通督脉以强壮筋骨，并能坚脊、利俯仰以强腰系；鸡血藤、红花以甘平养血通行经络，活络化瘀；大熟地滋肾养肝，补血益精，填骨髓、壮督脉、壮筋骨，因肾主骨、肝主筋，非熟地不足以作强；鹿角胶性属阳，能壮元阳，补精髓，通督脉，调冲任，强筋骨，壮腰膝，暖寒凝，以疗腰肾虚冷，腰脊寒冷，此处用之以温通督脉、化寒凝为主，又可主治腰脊劳损（如骨质增生）。腰着沉重者，可加白术，因白术可祛湿邪，又有“化腰间死血”之功。

鹿跷汤

大熟地 30g　狗脊 30g　怀牛膝 20g　淫羊藿 20g　杜仲 30g　桑寄生 30g　鹿角胶 20g（烊化）

上 7 味先煮 6 味，以水 5 杯，煮取 1 杯半，药滓再煮，取汁 1 杯，药汁 2 杯合，烊化鹿角胶，取汁 2 杯，日分 2 次温服。

功效：温煦奇经，调补肝肾。

主治：精气暗耗，四肢痿软，肾阳亏虚，波及奇经而病痿楚，行走艰难者。

方义：方中以熟地之甘温，大补精血，填骨髓以为滋补肝肾之上品；鹿角胶长于强筋骨，壮腰系补督脉，生精血，以行太阳督脉大补奇经，有虚者补之、损者培之、绝者续之、怯者强之、寒者温之之功；狗脊善行脊里，杜仲善行腰之两侧，淫羊藿善补肾阳，怀牛膝善引血下行，四药相合，补肝肾、壮筋骨之力堪称上品；桑寄生一药，除补肝肾之功外，亦补益宗气，凡痿楚之证，大都胸部有紧束之感，投桑寄生一药无不取效。气虚消瘦者，加黄芪、白术。血虚面色苍白者，加当归。兼湿热者，肢体痛楚或浮虚似肿胀者，加苍术、防己、薏苡仁。

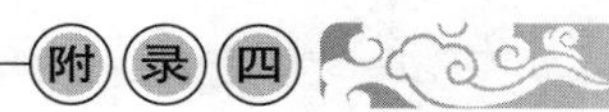

斑龙丸

鹿茸 50g　鹿角胶 100g　鹿角霜 100g　柏子仁 100g　胡桃肉 150g　补骨脂 50g　菟丝子 150g　大熟地 150g　茯苓 50g　韭菜子 50g

上药共为细末，炼蜜为丸，每丸 10g，日服 2 次，每次 1 丸，淡盐水送下。

功效：益督脉而振痿，温补肾阳。

主治：督脉与肾气损亏，腰脊酸软，阳痿不举，神衰倦怠，脉沉细。

方义：斑龙丸一方，乃补肾壮阳、益督脉振奋痿证之方。方中鹿茸、鹿角胶、鹿角霜冠于方中之首，峻补命门之火以通督脉；尤以鹿茸效力最强，善补督脉之阳；鹿角胶、鹿角霜效力较逊，善补督脉之气血。大熟地尤善大补肾之精血；菟丝子、补骨脂、韭菜子、胡桃肉补肾固精以疗百损；柏子仁调补心肾以益神志。茯苓淡渗引药入于少阴肾，为方中灵动之品。本方对肾气耗伤所致之督脉腰脊酸软、阳痿神疲之证，尤有良好的治疗作用。

参茸固本丸

人参 10g　鹿茸 10g　黄芪 10　白术 10g　熟地 15g　当归 10g　白芍 10g　甘草 10g　枸杞子 15g　巴戟天 15g　肉苁蓉 15g　菟丝子 15g　山药 10g　茯神 10g　桂心 10g　小茴香 10g　牛膝 10g　陈皮 10g

上药共为细末，炼蜜为丸，每丸 10g，日服 2 次，每次 1 丸，淡盐水送服。

功效：温肾阳，补督脉，补百损。

主治：肾阳久虚，督脉亏空，诸虚百损。头晕，头重，脊背畏冷，脉沉细。

方义：方中鹿茸一药为血肉有情之品，养人身及督脉之阳气，峻补命门之火，通督脉兼调冲任，壮筋骨以补髓，益精气以养血，具有虚者补之、损者培之、绝者续之、怯者强之、寒者温之之功；凡真阳式微，精血不足之证，用之皆宜。鹿茸性味温柔，即《内经》所谓“形不足者，温之以气；精不足者，补之以味”也。参、芪、术、草性皆甘平，重在补脾肺之气，补气以生血，为治虚证之要品，亦鼓舞脾胃之元气见长。归、地、白芍长于补血、养血、活络。枸杞子、巴戟天、肉苁蓉、菟丝子、牛膝皆为温肾益督脉之要药，功能壮阳益精。小茴香、桂心重在暖下焦之气。山药、茯神甘补淡利，清其诸药之热而淡渗之。陈皮理气化滞。组方法度谨严，峻补而灵动见长。

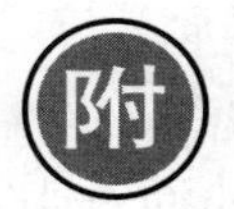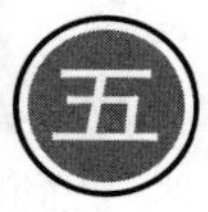

灵龟八法的临床应用

灵龟八法，亦称“奇经纳卦法”，是古人根据《洛书·九宫图》和《灵枢·九宫八风》篇的方位和八风对人体的侵害，配合奇经八脉的八个穴位，按日时开穴治病的方法。因为它用阴脉四穴，阳脉四穴，也称“阴四针阳四针”。因为它治病效果好，古人有“八法神针”的评价。

与八脉交会穴的配合：

八脉交会穴是十二正经联络奇经八脉的重要腧穴，针感强烈，治疗范围广，疗效好。现将其部位、功能及其应用概述如下：

部位：八脉交会的八个穴位，皆位于四肢腕踝前后（表 1）。

表1 八脉交会穴

经脉	肺	小肠	脾	胆	肾	膀胱	心包	三焦
穴位	列缺	后溪	公孙	足临泣	照海	申脉	内关	外关
通脉	任脉	督脉	冲脉	带脉	阴跷脉	阳跷脉	阴维脉	阳维脉

功能：“交会”有交接会合的含意。八脉交会穴是十二经与奇经八脉交会相通的八个穴位，有调整脏腑、疏通经络的作用。

应用：八脉交会穴通常是两穴配合应用，亦可单独取用。如单取内关，治疗胃痛；内关、公孙配用，治胃、心、胸部的病和疟疾；后溪、申脉配用，治内眼角、颈、耳部病和发热恶寒的表证；外关、足临泣配用，治外眼角、耳后、颊、颈、胁部病和往来寒热证；列缺、照海配用，治咽喉、胸膈部病和阴虚内热证。

八穴配合歌：

公孙偏与内关合，列缺能消照海疴，

临泣外关分主客，后溪申脉正相合。

按：此歌是内关通阴维脉，公孙通冲脉，二脉交会于胃、心、胸；列缺通任脉，照海通阴跷脉，二脉交会于肺系、咽喉、胸膈；外关通阳维脉，足临泣通带脉，二脉交会于目外眦、耳后、颈、颊；后溪通督脉，申脉通阳跷脉，二脉交会于目内眦、颈、项、耳。治病先取开穴，后取应穴，开穴为主，应穴为客，两穴配合应用。有时也配用其他穴位施治。

灵龟八法的组成：

八法日的“干支”基数歌：

甲己辰戌丑未十，乙庚申酉九为期，

丁壬寅卯八成就，戊癸巳午七相依，

丙辛亥子亦七数，逐日干支即得知。

按：此歌用于日的“天干”、“地支”计数(表2)。

表2　日的天干地支基数

天干	甲己	乙庚	丁壬	戊癸　丙辛
地支	戌辰丑未	申酉	寅卯	巳午　亥子
基数	10	9	8	7

八法时的“干支”基数歌：

甲己子午九宜用，乙庚丑未八无疑，

丙辛寅申七作数，丁壬卯酉六顺知，

戊癸辰戌各有五，巳亥单加四共齐。

按：此歌用于时的“天干”、“地支”计数（表3）。

表3　时的天干地支基数

天干	甲己	乙庚	丙辛	丁壬	戊癸	
地支	子午	丑未	寅申	卯酉	辰戌	巳亥
基数	9	8	7	6	5	4

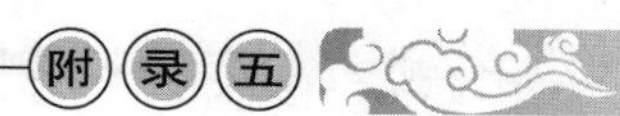

临时开穴歌：

阳日除九阴除六，不及零余穴下推。

按：此歌是将日、时、干、支的四个基数加在一起，然后先按阳日（甲、丙、戊、庚、壬日）用九除，阴日（乙、丁、己、辛、癸日）用六除，根据其余数再找符合下述九宫八卦基数的穴位，就是灵龟八法所开的穴位。在找余数时，阳日如遇到27数，不能以9除尽，应当除18，余9开列缺；阴日如遇30数，也应除24，余6开公孙。如：

甲子日，丙寅时，甲10、子7、丙7、寅7，共31，按阳数被9除，余4开临泣。其算式为：

$$31 \div 9=3 \cdots\cdots\cdots 4$$

乙丑日，戊寅时，乙9、丑10、戊5、寅7，共31，按阴日被6除，余1开申脉。其算式为：

$$31 \div 6=5 \cdots\cdots\cdots 1$$

腧穴占八卦基数歌：

坎一联申脉，照海坤二五，
震三属外关，巽四临泣数，
乾六是公孙，兑七后溪府，
艮八系内关，离九列缺主。

按：此歌是将奇经八脉的八个穴位和八卦联系起来，每个腧穴占一卦的基数，用于余数开穴（表4）。

表4　九宫八卦基数和开穴

八卦	坎	坤	震	巽	乾	兑	艮	离
基数	1	2、5	3	4	6	7	8	9
穴位	申脉	照海	外关	临泣	公孙	后溪	内关	列缺

九宫八卦，即乾三连，坤六断，离中虚，坎中满，兑上缺，巽下断，震仰盂，艮覆碗，是无极生太极，太极生两仪，两仪生四象，四象生八卦，八卦变九宫，结合天地水火风雷山泽作成的。它是古代的阴阳、五行、哲学，又是数学。

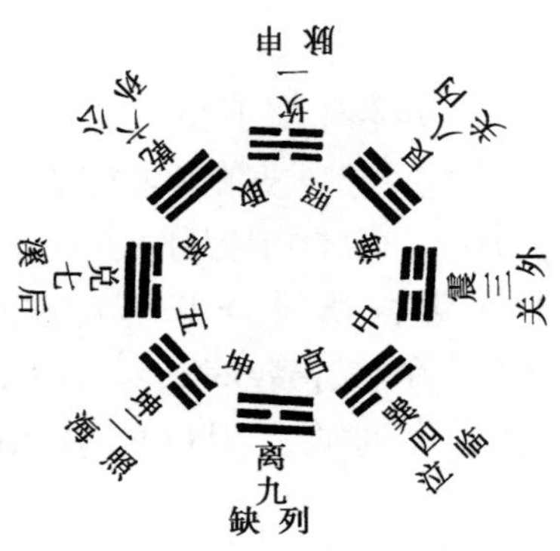

灵龟八法九宫图

戴九履一，左三右七，二四为肩，六八为足，五居中宫，寄于坤局。相对的八方，相合都成十，加中宫之五，都成十五；横平也是十五。比如坎一、离九是十，加中宫之五，共十五；乾六、坎一、艮八，共十五；这就是加法。乾六减坎一、艮八减震三、离九减巽四、兑七减坤二，都剩五，这就是减法。根据阳数为一，阴数为二，阴阳相合等于三，由三相乘分属四方。阳数三为起点，东方震宫为三，三三得九，南方离官，三九二十七，西方兑宫，三七二十一，北方坎宫，一三得三，震宫；阴数二为起点，西南坤宫为二，二二得四，东南巽宫，二四得八，东北艮宫，二八十六，西北乾宫，二六十二，坤宫。将八卦的一、三、七、九阳数乘五，或二、四、六、八数乘五，都是一百。这就是乘法……

医案举例：李某，女，33岁，因呕吐不止，于1979年10月6日会诊。

患者三四天前感觉全身乏力，胃口不佳，畏寒发热，头胀不适，体温39℃而住院。最近两天来不思饮食，昨日仅吃了一碗面汤，吃后即吐，以后吃饭喝水都吐，有时吐黄绿色苦水，大便干，小便黄、量少而涩痛，次数频繁，每天30次左右，易出汗。检查血象：白血球19 700，中性88%，淋巴9%，单核3%。尿常规：黄色，透明度：清，反应：酸，比重：不足，蛋白(+++)，糖定性(—)，红血球5～8，上皮细胞10～20，白血球10～15，面色苍白，眼睑浮肿，舌淡红、苔白，脉数。西医诊断为急性肾炎，中医辨证系邪传中焦，脾失健运，胃纳不受；下焦热阻，肾失开合，

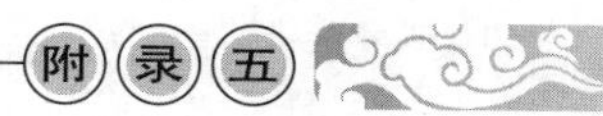

膀胱气化失司。采用调和脾胃，泻热养阴之法主治。丙午日、丁酉时取内关，配公孙，用泻法，留针30分钟，针后呕吐即止。

第二日是丁未日、乙巳时取公孙，配内关，共针6次，症状完全消失而出院。(引自郑魁山《子午流注与灵龟八法》)

附：八穴的配伍应用

八穴的配伍应用可分随证配穴和按时配穴两类，前一类用法是主要的。随证配穴法，包括主应配穴和担截配穴；按时配穴法，包括灵龟八法和飞腾八法。现将随证配穴法分述如下：

八穴的随证配穴，是根据八穴的主病范围，对不同病症选取其中一穴为主穴，再适当配取其他对症的穴为应穴。应穴可多可少，据《针灸大全》所载，一般每症配取3～5穴，这可看成是针灸的经验处方。

1. 以公孙为主穴的各症

九种心(胃)疼，一切冷气：大陵，中脘，隐白。

痰膈涎闷，胸中隐痛：劳宫，膻中，间使。

脐腹胀满，气不消化：天枢，水分，内庭。

胁肋下病，起止艰难：支沟，章门，阳陵泉。

泄泻不止，里急后重：下脘，天枢，照海。

胸中刺痛，隐隐不乐：内关，大陵，彧中。

两胁胀满，气攻疼痛：阳陵泉，章门，绝骨(悬钟)。

中满不快，翻胃吐食：中脘，太白，中魁(原注：阳溪)

气膈五噎，饮食不下：膻中，三里，太白。

胃脘停痰，口吐清水：巨阙，厉兑，中脘。

中脘停食，疼刺不已：解溪，太仓(中脘)，三里。

呕吐痰涎，眩晕不已：丰隆，中魁，膻中。

心疟，令人心内怔忡：神门，心俞，百劳(原注：大椎)。

脾疟，令人怕寒、腹中痛：商丘，脾俞，三里。

肝疟，令人气色苍苍，恶寒发热：中封，肝俞，绝骨。

肺疟，令人心寒怕惊：列缺，肺俞，合谷。

肾疟，令人洒热，腰脊强痛：大钟，肾俞，申脉。

疟疾大热不退：间使，百劳，绝骨。

疟疾先寒后热：后溪，曲池，劳宫。

疟疾先热后寒：曲池，百劳，绝骨。

疟疾心胸疼痛：内关，上脘，大陵。

疟疾头痛、眩晕、吐痰不已：合谷，中脘，列缺。

疟疾骨节酸痛：魄户，百劳，然谷。

疟疾口渴不已：关冲，人中，间使。

胃疟令人善饥，而不能食：厉兑，胃俞，大都。

胆疟令人恶寒、怕惊，睡卧不安：临泣，胆俞，期门。

黄疸，四肢俱肿，汗出染衣：至阳，百劳，腕骨，中脘，三里。

黄疸，遍身皮肤黄，及面目小便俱黄：脾俞，隐白，百劳，至阳，三里，腕骨。

女劳疸，身目俱黄，发热恶寒，小便不利：关元，肾俞，然谷，至阳。

2. 以内关为主穴的各症

中满不快，胃脘伤寒：中脘，大陵，三里。

中焦痞满，两胁刺痛：支沟，章门，膻中。

脾胃虚冷，呕吐不已：内庭，中脘，气海，公孙。

脾胃气虚，心腹胀满：太白，三里，气海，水分。

胁肋下疼，心脘刺痛：气海，行间，阳陵泉。

痞块不散，心中闷痛：大陵，中脘，三阴交。

食瘕不散，人渐羸瘦：腕骨，脾俞，公孙。

食积血瘕，腹中隐痛：胃俞，行间，气海。

五积气块，血积血癖：膈俞，肝俞，大敦，照海。

脏腑虚冷，两胁疼痛：支沟，建里，章门，阳陵泉。

风壅气滞，心腹刺痛：风门，膻中，劳宫，三里。

大肠虚冷，脱肛不收：百会，命门，长强，承山。

大便艰难，用力脱肛：照海，百会，支沟。

脏毒肿痛，便血不止：承山，肝俞，膈俞，长强。

五种痔疾，攻痛不已：合阳，长强，承山。

五痫等证，口中吐沫：后溪，神门，心俞，鬼眼（按：奇穴，同少商、隐白）。

心性呆痴，悲泣不已：通里，后溪，神门，大钟。

心惊发狂，不识亲疏：少冲，心俞，中脘，十宣（奇）。

健忘易失，言语不记：心俞，通里，少冲。

心气虚损，或歌或笑：灵道，心俞，通里。

心中惊悸，言语错乱：少海，少府，心俞，后溪。

心中虚惕，神思不安：乳根，通里，胆俞，心俞。

心惊中风，不省人事：中冲，百会，大敦。

心脏诸虚，怔忡惊悸：阴郄，心俞，通里。

心虚胆寒，四体颤抖：胆俞，通里，临泣。

3. 以临泣为主穴的各症

足跗肿痛，久不能消：行间，申脉。

手足麻痹，不知痒痛：太冲，曲池，大陵，合谷，三里，中渚。

两足颤抖，不能移步：太冲，昆仑，阳陵泉。

两手颤抖，不能握物：曲泽，腕骨，合谷，中渚。

足趾拘挛，筋紧不开：丘墟，公孙，阳陵泉。

手指拘挛，伸缩疼痛：尺泽，阳溪，中渚，五处。

足底下发热，名曰湿热：涌泉，京骨，合谷。

足外踝红肿：昆仑，丘墟，照海。

足跗发热，五指节痛：冲阳，侠溪，足十宣(按：当指足十趾端奇穴)。

两手发热，五指疼痛：阳池，液门，合谷。

两膝红肿疼痛：膝关，行间，额顶(按：当指奇穴鹤顶)，阳陵泉。

手腕起骨痛：太渊，腕骨，大陵。

腰胯疼痛，名曰寒疝：五枢，委中，三阴交。

臂膊痛连肩背：肩井，曲池，中渚。

腰胯疼痛，名曰腿叉风：环跳，委中，阳陵泉。

历节风疼痛：肩井，三里，曲池，委中，合谷，行间，天应(原注：遇痛处针，强针出血)。

走注风游走，四肢疼痛：天应，曲池，三里，委中。

浮风，浑身瘙痒：百会，太阳紫脉(奇)，百劳，命门，风市，绝骨，水分，气海，血海，委中，曲池。

头项红肿强痛：承浆，风池，肩井，风府。

肾虚腰痛，举动艰难：肾俞，脊中，委中。

闪挫腰痛，起止艰难：脊中，腰俞，肾俞，委中。

虚损湿滞腰痛，行动无力：脊中，腰俞，肾俞，委中。

诸虚百损，四肢无力：百劳，心俞，三里，关元，膏肓俞。

胁下肝积，气块刺痛：章门，支沟，阳陵泉，中脘，大陵。

4. 以外关为主穴的各症

臂膊红肿，肢节疼痛：肘髎，肩髃，腕骨。

足内踝骨红肿痛：太溪，丘墟，临泣，昆仑。

手指节痛，不能伸屈：阳谷，五处，腕骨，合谷。

足趾节痛，不能行步：内庭，太冲，昆仑。

五脏结热，吐血不已：心俞，肝俞，脾俞，肺俞，肾俞，膈俞。

六腑结热，血妄行不已：胆俞，胃俞，小肠俞，膀胱俞，三焦俞，大肠俞。

鼻衄不止，名血妄行：少泽，心俞，膈俞，涌泉。

吐血昏晕，不省人事：肝俞，膈俞，通里，大敦。

虚损气逆，吐血不已：膏肓，膈俞，丹田(按：即石门)，肝俞。

吐血、衄血，阳乘于阴，血热妄行：中冲，肝俞，膈俞，三里，三阴交。

血寒亦吐，阴乘于阳，名心肺二经呕血：少商，心俞，神门，肺俞，膈俞，三阴交。

舌强难言，及生白胎：关冲，中冲，承浆，聚泉(奇)。

重舌肿胀，热极难言：十宣(奇)，海泉(原注：在舌理中)，金津(在舌下左边)，玉液(在舌下右边)。

口内生疮：兑端，支沟，承浆，十宣(奇)。

舌吐不收：涌泉，兑端，少冲，神门。

舌缩不能言：心俞，膻中，海泉(奇)。

唇吻裂破，血出干痛：承浆，少商，关冲。

项生瘰疬，绕颈起核：天井，风池，肘尖(奇)，缺盆，十宣(奇)。

瘰疬延生胸前，连腋下者：肩井，膻中，大陵，支沟，阳陵泉。

左耳根肿核者：翳风，后溪，肘尖(奇)。

右耳根肿核者：翳风，颊车，后溪，合谷。

耳根红肿痛：合谷，翳风，颊车。

颈项红肿不消：风府，肩井，承浆。

目生翳膜，隐涩难开：睛明，合谷，肝俞，鱼尾(原注：在眉外头)。

风沿烂眼，迎风冷泪：攒竹，丝竹空；二间，小骨空(原注：

在小指二节尖上)。

目风肿痛，胬肉攀睛：和髎，睛明，攒竹，肝俞，委中，合谷，肘尖(奇)，照海，列缺，十宣。

牙齿两颔肿痛：人中，合谷，吕细(原注：即太溪穴也)。

上片牙痛，及牙关紧闭不开：太渊，颊车，合谷，吕细。

下片牙疼，及颊项红肿痛：阳溪，承浆，颊车，太溪。

耳聋气痞疼痛：听会，肾俞，三里，翳风。

耳内或鸣或痒或痛：客主人，合谷，听会。

雷头风晕，呕吐痰涎：百会，中脘，太渊，风门。

肾虚头痛，头重不举：肾俞，百会，太溪，列缺。

痰厥头晕，及头目昏沉：大敦，肝俞，百会。

头顶痛：上星，百会，脑空，涌泉，合谷。

目暴赤肿及疼痛：攒竹，合谷，迎香。

5. 以后溪为主穴的各症

手足挛急，屈伸艰难：三里，曲池，尺泽，合谷，行间，阳陵泉。

手足俱颤，不能行步握物：阳溪，曲池，腕骨，阳陵泉，绝骨，公孙，太冲。

头项强痛，不能回顾：承浆，风池，风府。

两腮颊痛红肿：大迎，颊车，合谷。

咽喉闭塞，水粒不下：天突，商阳，照海，十宣。

双鹅风，喉闭不通，此乃心肺二经热：少商，金津、玉液，十宣。

单鹅风，喉中肿痛，肺三焦经热：关冲，天突，合谷。

偏正头风及两额角痛：头临泣，丝竹空，太阳紫穴，列缺，合谷。

两眉角痛不已：攒竹，阳白，印堂(原注：两眉中间)，合谷，头维。

头目昏沉，太阳痛：合谷，太阳紫脉，头维。

头项拘急，引肩背痛：承浆，百会，肩井，中渚。

醉头风，呕吐不止，恶闻人言：涌泉，列缺，百劳，合谷。

眼赤痛肿，风泪下不已：攒竹，合谷，小骨空(奇)，临泣。

破伤风，因他事搐发，浑身发血颠强：大敦，合谷，行间，十宣，太阳紫脉。

6. 以申脉为主穴的各症

腰背强不可俯仰：腰俞，膏肓，委中(原注：决紫脉出血)。

肢节烦痛，牵引腰脚疼：肩髃，曲池，昆仑，阳陵泉。

中风不省不事：中冲，百会，大敦，印堂。

中风不语：少商，前顶，人中，膻中，合谷，哑门。

中风，半身瘫痪：手三里，腕骨，合谷，绝骨，行间，风市，三阴交。

中风偏枯，疼痛无时：绝骨，太渊，曲池，肩髃，三里，昆仑。

中风四肢麻痹不仁：肘髎，上廉，鱼际，风市，膝关，三阴交。

中风手足瘙痒，不能握物：臑会，腕骨，合谷，行间，风市，阳陵泉。

中风口眼歪斜，牵连不已：颊车(针入一分，沿皮肉下地仓穴)，人中，合谷，太渊，十宣，瞳子髎。

中风角弓反张，眼目盲视：百会，百劳，合谷，曲池，行间，十宣，阳陵泉。

中风口禁不开，言语謇涩：地仓(宜针透)颊车，人中，合谷。

腰脊项背疼痛：肾俞，人中，肩井，委中。

腰疼、头项强不得回顾：承浆，腰俞，肾俞，委中。

腰痛，起止艰难：然谷，膏肓，委中，肾俞。

足背生毒：内庭，侠溪，行间，委中。

手背生毒：液门，中渚，合谷，外关。

手臂背生毒：天府，曲池，委中。

7. 以照海为主穴的各症

小便淋沥不通：阴陵泉，三阴交，关冲，合谷。

小腹冷痛，小便频数：气海，关元，三阴交，肾俞。

膀胱七疝、奔豚等证：大敦，阑门(奇)，丹田(按：即石门)，三阴交，涌泉，章门，大陵。

偏坠水肾，肿大如升：大敦，曲泉，然谷，三阴交，归来，阑门(原注：在曲骨两旁各三寸)，膀胱俞，肾俞。

乳痃疝气，发时冲心痛：带脉，涌泉，太溪，大敦。

小便淋血不止，阴气痛：阴谷，涌泉，三阴交。

遗精、白浊，小便频涩：关元，白环俞，太溪，三阴交。

夜梦鬼交，遗精不禁：中极，膏肓，心俞，然谷，肾俞。

妇人难产：巨阙，合谷，三阴交，至阴。

女人大便不通：申脉，阴陵泉，三阴交，太溪。

妇人产后脐腹痛，恶露不已：水分，关元，膏肓，三阴交。

妇人脾气，血蛊、水蛊、气蛊、石蛊：膻中，水分，关元，气海，三里，行间，公孙，内庭，支沟，三阴交。

女人血分，单腹气喘：下脘，膻中，气海，三里，行间。

女人血气劳倦，五心烦热，肢体皆痛，头目昏沉：百会，膏肓，曲池，合谷，绝骨，肾俞。

老人虚损，手足转筋，不能举动：承山，阳陵泉，临泣，太冲，尺泽，合谷。

霍乱吐泻，手足转筋：京骨，三里，承山，曲池，腕骨，尺泽，阳陵泉。

寒湿脚气，发热大痛：太冲，委中，三阴交。

肾虚，脚气红肿，大热不退：气冲，血海，太溪，公孙，委中，三阴交。

干脚气，膝头并内踝及五指疼痛：膝关，昆仑，绝骨，委中，阳陵泉，三阴交。

浑身胀满，浮肿、生水：气海，三里，曲池，合谷，内庭，行间，三阴交。

单腹蛊胀，气喘不息：膻中，气海，水分，三里，行间，三阴交。

心腹胀大如盆：中脘，膻中，水分，行间，三阴交。

四肢面目浮肿，大热不退：人中，合谷，三里，临泣，曲池，三阴交。

妇人虚损、形瘦，赤白带下：百会，肾俞，关元，三阴交。

女人子宫久冷，不受胎孕：中极，三阴交，子宫(原注：在中极两旁各二寸)。

女人经水正行，头晕、小腹痛：三阴交，内庭，合谷。

室女月水不调，脐腹疼痛：天枢，气海，三阴交。

室女月水不调，淋沥不断，腰腹痛：肾俞，关元，三阴交。

妇人产难，不能分娩：三阴交，合谷，独阴(原注：即至阴穴)。

8. 以列缺为主穴的各症

鼻流浊涕，臭，名曰鼻渊：曲差，上星，百会，风门，迎香。

鼻生息肉，闭塞不通：印堂，迎香，上星，风门。

伤风面赤，发热，头痛：通里，曲池，绝骨，合谷。

伤风感寒，咳嗽，胀满：膻中，风门，合谷，风府。

伤风，四肢烦热，头痛：经渠，曲池，合谷，委中。

腹中肠痛，下利不已：内庭，天枢，三阴交。

赤白痢疾，腹中冷痛：水道，气海，外陵，天枢，三里，三阴交。

胸前、两乳红肿痛：少泽，大陵，膻中。

乳痈红肿痛，小儿吹乳：中府，膻中，少泽，大敦。

腹中寒痛，泄泻不止：天枢，中脘，关元，三阴交。

妇人血积痛，败血不止：肝俞，肾俞，膈俞，三阴交。

咳嗽寒痰，胸膈闭痛：肺俞，膻中，三里。

久嗽不愈，咳唾血痰：风门，太渊，膻中。

哮喘气促，痰气壅盛：丰隆，俞府，膻中，三里。

吼喘胸膈急痛：人中，天突，肺俞，三里。

吼喘气满，肺胀不得卧：俞府，风门，太渊，膻中，中府，三里。

鼻塞不知香臭：迎香，上星，风门。

鼻流清涕，腠理不密，喷嚏不止：神庭，肺俞，太渊，三里。

妇人血沥，乳汁不通：少泽，大陵，膻中，关冲。

乳头生疮，名曰妒乳：乳根，少泽，肩井，膻中。

胸中噎塞痛：大陵，内关，膻中，三里。

五瘿等证：扶突，天突，天窗，缺盆，俞府，膺俞（原注：喉上），膻中，合谷，十宣。

口内生疮，臭秽不可近：十宣，人中，金津、玉液，承浆，合谷。

三焦热极，舌上生疮：关冲，外关，人中，迎香，金津、玉液，地仓。

口气冲人，臭不可近：少冲，通里，人中，十宣，金津、玉液。

冒暑大热，霍乱吐泻：委中，百劳，中脘，曲池，十宣，三里，合谷。

中暑自热，小便不利：阴谷，百劳，中脘，委中，气海，阴陵泉。

小儿急惊风，手足搐搦：印堂，百会，人中，中冲，大敦，太冲，合谷。

小儿慢脾风，目直视，手足搐，口吐沫：百会，上星，人中，大敦，脾俞。

消渴等证：人中，公孙，脾俞，中脘，照海，三里，太溪，关冲。

黑痧，腹痛头疼，发热恶寒，腰背强痛，不得睡卧：百劳，天府，委中，十宣。

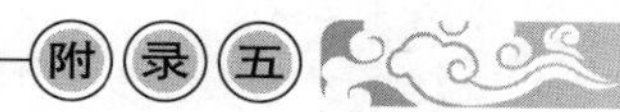

白痧，腹痛吐泻，四肢厥冷，十指甲黑，不得睡卧：大陵，百劳，大敦，十宣。

黑白痧，头痛，发汗，口渴，大肠泄泻，恶寒，四肢厥冷，不得睡卧，名曰绞肠痧；或肠鸣腹响：委中，膻中，百会，丹田，大敦，窍阴，十宣。

徐凤《针灸大全》说："以上八脉主治诸证，用之无不捷效。但临时看证，先取主治之穴，次取随证各穴而应之。或行针，或着艾，在乎用之者之能以临时机变活法施之，不可独拘于针也。"

主要参考书目

1. 唐容川.中西汇通医经精义.上海：上海千顷堂书局，1934.
2. 陈言.三因极一病证方论.北京：人民卫生出版社，1957.
3. 张隐庵.黄帝内经素问集注.上海：上海科学技术出版社，1959.
4. 南京中医学院.金匮要略译释.南京：江苏人民出版社，1959.
5. 傅青主.傅青主女科.上海：上海科学技术出版社，1959.
6. 南京中医学院.伤寒论译释.上海：上海科学技术出版社，1959.
7. 叶天士著，徐灵胎评.临证指南医案.上海：上海人民出版社，1959.
8. 南京中医学院.难经译释.上海：上海科学技术出版社，1961.
9. 陈璧琉，郑卓人.灵枢经白话解.北京：人民卫生出版社，1962.
10. 陈璧琉.难经白话解.北京：人民卫生出版社，1963.
11. 杨继洲.针灸大成.北京：人民卫生出版社，1963.
12. 李东垣.脾胃论.北京：人民卫生出版社，1976.
13. 山东中医学院.针灸甲乙经.北京：人民卫生出版社，1979.
14. 李杲.内外伤辨.南京：江苏科学技术出版社，1982.
15. 高式国.针灸穴名解.哈尔滨：黑龙江科学技术出版社，1982.
16. 张珍玉.灵枢经语释.济南：山东科学技术出版社，1983.
17. 李忠梓.诊家正眼.南京：江苏科学技术出版社，1984.
18. 周凤梧，张灿岬.黄帝内经素问语释.济南：山东科学技术出版社，1985.
19. 周凤梧.实用中医妇科学.济南：山东科学技术出版社，1985.
20. 王罗珍.奇经八脉考校注.上海：上海科学技术出版社，1990.
21. 李濂.李濂医史.厦门：厦门大学出版社，1992.
22. 朱祥麟.奇经证治条辨.北京：中国中医药出版社，1993.
23. 王叔和.脉经.北京：科学技术文献出版社，1996.
24. 李东垣.兰室秘藏//何清湖.历代医学名著全书.海口：海南国际新闻出版中心，1996.